非国民と呼ばれても

コロナ騒動の正体

倉田真由美
×
中川淳一郎

大洋図書

もくじ

第1章 なぜ誰も「おかしい」と言わなかったのか

第2章 垂れ流されたトンデモ論の弊害

第3章　全体主義を煽った知事と医師

第4章 非合理と不自由を強要する異常さ

第5章 コロナは人間関係を壊すウイルス

はじめに

コロナは大きなきっかけだった。

コロナ、いやコロナにまつわる様々な出来事は人生観、社会観、人間関係を含む私の人生そのものを変えた。まさかこんなことが生きているうちに起きようとは。それまで見えていた風景がまったく変わってしまった。

失ったものはいくつもある。まずは、仕事。コロナに関する発言で切られた仕事はレギュラーだったものだけで複数ある。時期等不自然な切られ方だったうえ、担当者から理由を聞いているから間違いない。「そんなことなら言わなきゃよかった」とは思わないが、とても残念ではあった。好きな、長く続けていた仕事もあったから。

そして友人関係。何かが起きて決定的に絶縁した人はいないが、明らかに距離ができてしまった友達は何人かいる。お互い言葉にしないが、以前にはなかった見えない壁ができた。根本的な価値観の違いがはっきりしてしまったのだから仕方がないのかもしれないが、当然寂しさはある。喧嘩したわけでもないのに友達と気まずくなるなんて、今まで経験しなかったことだ。

しかし、得たものもあった。仕事は大して新しく得ていないが（この本くらいか）、何よりコロナがなかったら絶対に出会わなかった人たちと出会った。そして、おそらく生涯関わり続けられる、心から信頼できる友達ができた。仕事、地域、人間関係、一切近いものがなく、コロナというきっかけがなければ交わりようがなかった人たちだ。

これらはきっと、私だけに起きたことではない。同じように失い、得て、人生が大きく変化した人がたくさんいる。

ともかく、とんでもない出来事だった。そして今、日本は、「そんなこともありましたね」とロクに振り返ることもなく日常生活に戻ろうとしている。いやいや、それではダメだ。きちんと検証しないと。国、メディアはもちろんだが、個人個人の振り返りも必須である。対策費３００兆円、マスク、ワクチン、３密回避、緊急事態宣言、連日連夜のメディア報道……あれはなんだったのか。老若男女すべてが関わり当事者となったことを自覚し、総括してほしい。でないと、また将来同じようなことが起きるかも、起こされるかもしれない。

この本がその振り返りの一歩になれば幸いである。

倉田真由美

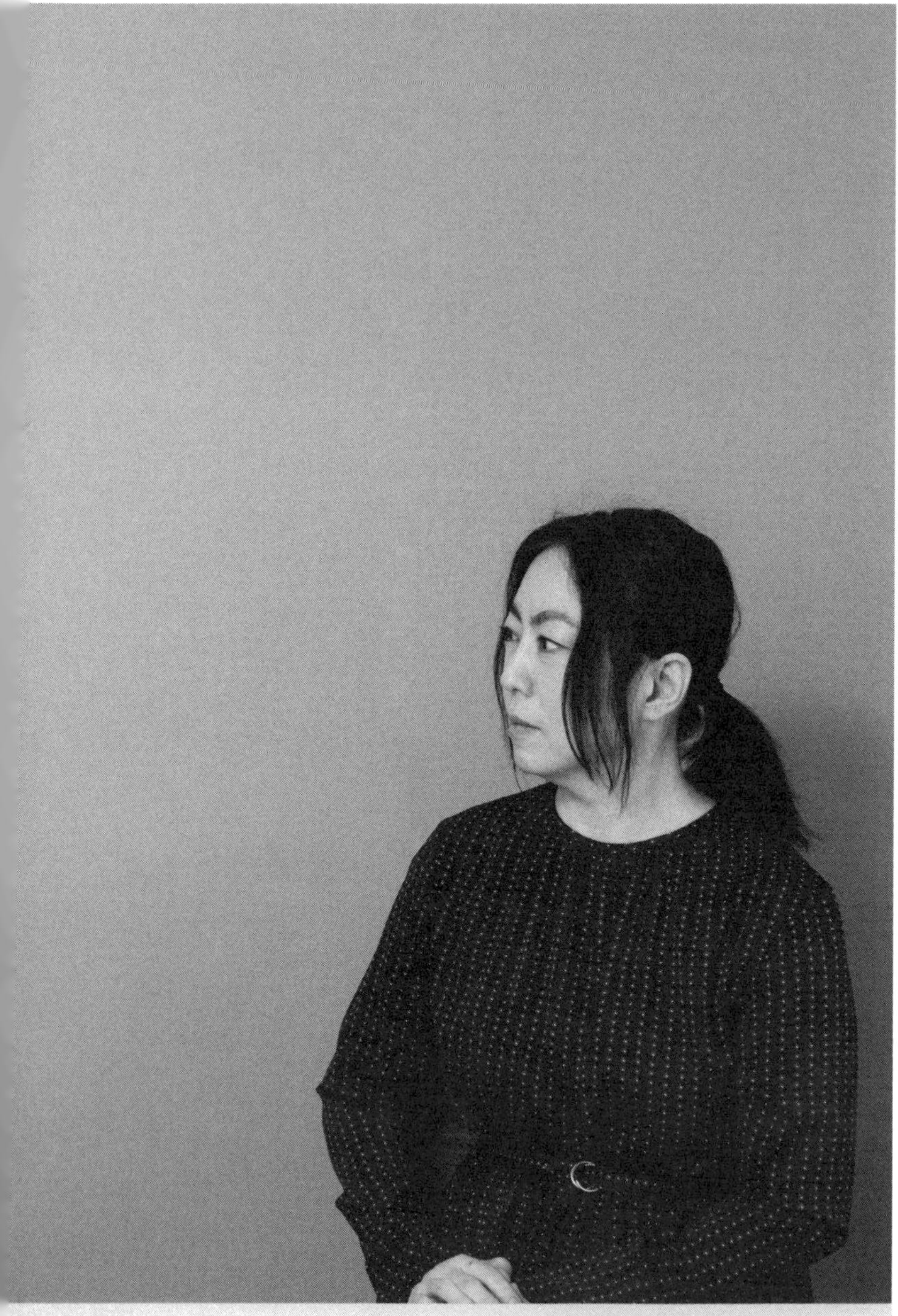

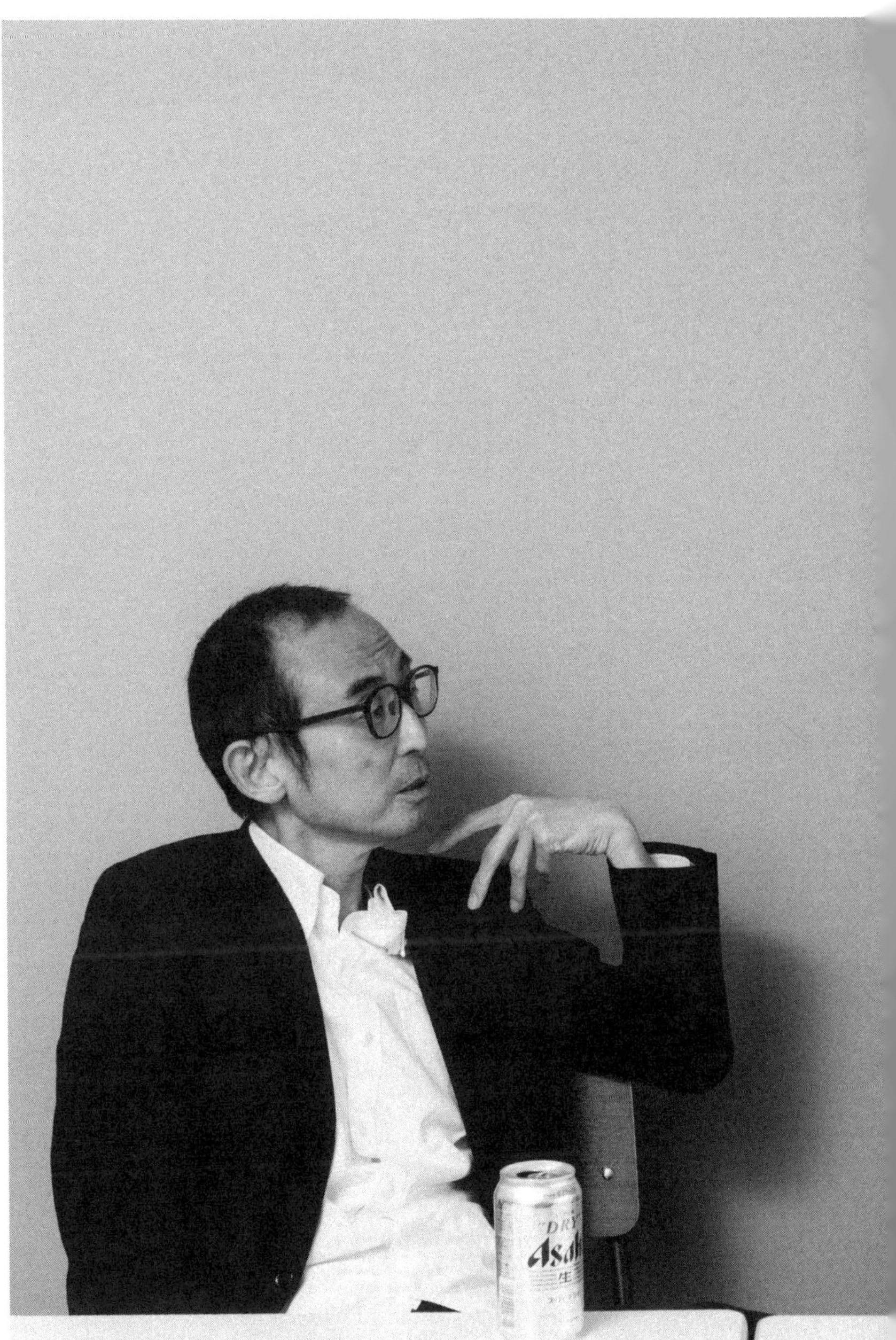
DRY
生

第1章

なぜ誰も「おかしい」と言わなかったのか

倉田真由美
中川淳一郎

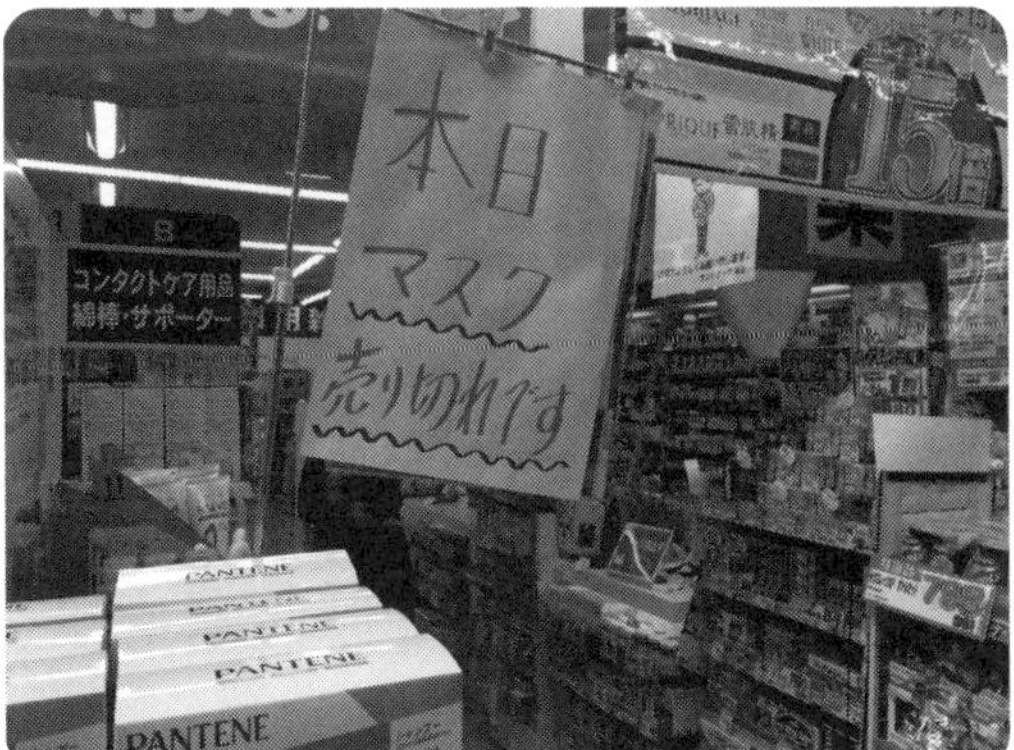

新型コロナウイルスに関し、常に「そこまでヤバいウイルスではない」「感染対策をしてもどうにもならないもの」「マスクやアクリル板は効果ない」と述べてきた漫画家・倉田真由美と編集者の中川淳一郎。対談は、「イデオロギー」から開始した。コロナ騒動は、私権と人権を公衆衛生の名のもとにどれだけ制限していいのか？　ということがベースにある。本書は後に倉田と中川、個々の見解をまとめるが、まずは対談形式で開始する。コロナ騒動は健康や医療関連のイシューであったとされるものの、実際は政治を含めたイデオロギーの対立だったのである。

「おまえは売国奴か！」各人のイデオロギーが崩壊した大騒動

中川　オレは倉田さんは**中道左派**※だと思っていたんです。それなのにコロナ対策や私権制限に対して疑問を抱くような発言をX（旧Twitter、以下同）でしたら、バンバン批判が寄せられた。お前は売国奴か！　と。倉田さんって、是々非々で意見を述べるような人であり、イデオロギー丸出しのイメージはまったくなかった。

倉田　私はどちらかと言うと左派寄りでしたね、ずっと。でも、今回のコロナの件では左派からはネトウヨみたいな扱いをされたし、右派からは売国左翼扱いされて自分自身「一体私はどっちなのさ！」と思いました。中川さんも中道左派でしたよね。

中川　はい。自分ではそう認識しています。中道左派がなんでこれだけ非国民扱いされたんだって話だと思うわけです。

倉田　中道左派だと思っていたんだけど、違ったねということなのかな。

中川　結局、今回の件は「国を守れ！」と考える右派と「個々人の命を守れ！」の左派の思惑が見事に合致した。

倉田　各人のイデオロギーが崩壊するような出来事だったよね。

中川　オレは倉田さんのことを、元々知っていたわけじゃないですか。でも、コロナでこういう感じで思想が完璧に合致したというのが意外でした。

倉田　意外だったよね。元々私たちどちらかと言うと、リベラル系の友達が多いじゃないですか？

中川　そうですそうです。コラムニストのサンドラ・ヘフェリンさんみたいな人とかと仲良いですよね。彼女の著書のタイトルを並べるとどんな人かはよくわかる。『体育会系　日本を蝕む病』、『なぜ外国人女性は前髪を作らないのか』、『ほんとうの多様性についての話をしよう』、『ドイツの女性はヒールを履かない～無理しない、ストレスから自由になる生き方』とか。

倉田　プレジデントオンラインでは、『「35歳なら子供が2人いて当たり前」男も女も生きづらくなる日本の〝年齢縛り〟はなぜ根強いのか　ドイツでは「結婚できる人・できない人」という価値観はない』なんて記事を書いている。あとは弁護士の三輪記子さんとか、ジャーナリストの青木理さんや精神科医の香山リカさんとかもいますね。

※穏健な左派を指す総称。国ごとによって定義は異なるが、議会制度に基づき社会変革を目指す社会民主主義がその代表とされている。

中川　**シリアで拘束された**[※]安田純平さんもそうです。そこに対してオレたちはシンパシーを持っていた人間なんですよね。

倉田　ところが、だよね。びっくりしたね。こんなにも違うとは思わなかったなあ。ここで名前を挙げた人がっていうわけではないけど、それまで仲良くしていた人と、一番大事にしているものが全く違うっていうことに気が付いたよ。この騒動のおかげでよーくわかりました。気は合っていたけど、実は全く違うものを大事にしていたんだよね。お互い行動とか、言っていることが似ていたから、近い思想の人たちなのかなと思っていた。

中川　たぶん倉田さんとオレが一番大事にしていたのは「自由に生きる」ことだったのでしょう。何事も強制されず、自分の生きたいように生きること。それまでの友人もその価値観を大事にしていたのかと思ったら、一番大事なものは「健康」であり「命」で、そのためには自由なんて手放しても構わない、と考えていることが明らかになった。加えると「世間体」。

倉田　だったら根本の考え方は合わないわけです。結局、それまで気が合うと錯覚していただけだったよね。その人たちが変わったのではなく、元々そうだったものが剥き出しになっただけだったんですよ。でも、その中で中川さんがいてくれたことはすごく心強かったし、逆に中川さんしかいなかった。

中川　オレはね、倉田さんがまさか自分と同じ考えだったとは意外だった。2020年の3月からすでに、「この騒動おかしくないか？　マスクなんて効果ないだろ」と原稿を書き続けていたんですよ。Xではコロナについて喧嘩ばかりしていて、ボコボコに叩かれた。元々の知り

※
中東ジャーナリストである安田氏は2015年6月から2018年10月までの3年4か月、シリアの武装集団によって拘束される。当時の日本政府は安田氏を救出する身代金の支払いを一貫して拒否。また、安田氏が解放された後、自己責任の名のもとに同氏を誹謗する心ない声が絶えなかった。

合いも軒並み**コロナ脳**※※になってしまい、加勢する人なんていない。

そりゃそうですよね。「感染対策なんてムダだ」と言ったら「お前は人の命をどう考えておるのだ！」なんて人でなし扱いされてしまう。そんな状況だったから、疑問を持っていても言えない空気が日本を覆っていた。

そんな中、意外なところからオレと同じ考えの人が出てきた。それが倉田さん。だから、倉田さんを守る気もあったんですよ。娘さんいらっしゃるしさ、夫の**叶井俊太郎**※※※さんもいたし。オレはいくらでも「おかしいよね、これ？」って言えたんですが、倉田さんがまさか参戦し、そこまで言うとは思わなかったです。

コロナ禍から始めたSNS 社会的な発信はするつもりはなかったが……

倉田　私、ＳＮＳを始めたのはコロナが始まってからなんですよね。
中川　２０２１年の早い時期ですよね。
倉田　そう。つぶやき始めたのが4月ぐらいからで、最初はコロナのことを投稿しようとは思ってなかったんですよ。漫画のこととか、桜がきれいですね、とかそんな書き込みをしようと思っ

※※　新型コロナウイルスに対して過剰反応する者を指すネットスラング。Xでの初出は２０２０年１月24日。中国・武漢市が封鎖された翌日のことである。当初はごく一部の人間が使用するだけだったが、緊急事態宣言が発出された同年4月頃から、コロナ脳という言葉はまたたく間に浸透していく。語源は福島原発事故以来、放射性物質を過剰に恐れる「放射脳」。

※※※　倉田真由美の配偶者にして映画プロデューサー。興行収入16億円の大ヒット映画『アメリ』は同氏が買い付けしたもの。２０２４年２月16日、以前から患っていたすい臓がんで帰らぬ人となる。享年56。

ていたの。社会的なつぶやきをするつもりなんてなかったんだけど、とうとう我慢できなくなった。やっぱりああいうものって、「自分」がどうしても出てしまいます。本来、平和な漫画アカ（アカウント）にしようと思ってたのに、全然違う方向に行ってしまった。だって本当に社会がおかしかったんだもん。

中川　この騒動が開始してから1年3か月も経ってようやく**倉田さんも声を上げた**※んですね。よくそこまで耐えられましたね。オレなんてずっと愚痴ってました。

倉田　さすがに1年もしたら終わるだろうと思ってたらまったく終わらない。だからつぶやき始めたら、とんでもなく炎上するし、そういう感じのアカウントじゃなくなってしまった。

中川　オレはXは２００９年から始めたんですけど、倉田さんは２０２１年の4月からでしょ？　なんであんな遅い時期にXを敢えて始めたんですか？

倉田　芸能事務所に入っていたのを辞めたというのもひとつあるけど、……まあなんだろうね。色んな仕事の展開の仕方を考えたかったんじゃないかな。だから、別に自分の意見を世の中にアピールしていきたいとかそういう動機ではないですね。

中川　倉田さんがまさかマスクとワクチンをね、こんなに嫌ってたのか！　ってびっくりしましたよ。そして、「意外なところに同志がいたわ！」と嬉しくも思いました。いや、全然ノーマークだったものですから。倉田さんがXを始める前に最後に会ったのは、２０２０年10月。渋谷の飲み屋の２人が向かい合う席でビニールカーテンがビラビラしている店。

倉田　あったあった。あの店ね。

※
倉田がコロナ騒動に

中川　「とあるプロジェクトをやりたいけど、あなたが一番最適なパートナーだと思った」と呼び出された。

倉田　そうだったね。そうしたら「11月1日、**唐津に引っ越す**※※んです」なんて言うから「じゃあ、いつか東京に戻ってきたら一緒にやろうね」という話になったね。

中川　唐津への移住は8月に決定したのですが、結果的に良かったです。人がいないし、マスク圧も東京よりとんでもなく低い。居心地がいいのであれから4年経ってしまいました。

倉田　私は最初は、マスクについてはわからなかったんですよ。着けないより着けたほうが多少感染を防ぐ効果があるのかな、くらいに思っていた。マスクについてなんてそれまでちゃんと調べたこともなかったからね。もちろん効果があるのかもしれないなとも思っていた。私は中川さんと逆なんですよね。中川さんは初期の頃、「ワクチンは外国行くために打ってもしょうがないかな」ぐらい言ってたじゃん。

中川　言ってましたね。

倉田　結果的に打たなかったけど、打つ時間はあったでしょ？　私たちの世代だと、２０２１年8月〜10月にはもう打てたじゃない。その時に打たなかった理由は何？

中川　仕事が忙しくて行けなかったんです。

倉田　その程度の理由だったのであれば、暇だったら打ってたってことか。じゃあなんで意見が変わったの？

中川　２０２１年2月に日本で接種が開始されましたが、接種後も陽性者が増えまくったし、

言及した初のポスト（ツイート）を投稿したのは２０２１年４月28日。「さっき口元を片手で押さえながら自転車漕ぐ男性とすれ違いました。おそらくマスクを忘れたのでしょうが、片手運転の方が危険なのでは？　と思いました。今の「正しい」は難しいですね。」というもので、この時点では特別炎上することはなかった。

※※　唐津（市）は佐賀県北西に位置する街で県内においては佐賀市に次ぐ人口を有する。自然環境に恵まれており、玄界灘の美しい海景や特別名勝虹の松原を目当てに訪れる観光客も多い。中川は２０２０年11月１日からこの地に移住しセミリタイア生活を送っている。

死者も増えた。ここまでのポンコツワクチンだと思ってなかったし、あれだけ「ゲームチェンジャーになる」「コロナ禍から抜け出す唯一の手段」と言われていたからです。とにかくオレはマスクが嫌だったんです。これを強制されるのがとてつもなく嫌だったんです。さらにはX上の**医クラ**※やらテレビに出る専門家が、「さっさと皆で2回打って日常を取り戻そうぜ！」なんて言う。だったら効果がないにしてもマスクを外すための「儀式」として打ってもいいかな、と思った。しかし、2021年秋、多くの若者が2回打ってからも「ワクチン打ってもマスク」と専門家や商業施設が言い出してから、「こりゃおかしいわ」と確信しました。

倉田　私は、最初はマスクは皆にうつさないためにはしょうがないのかなって思っていたんだけど、逆にワクチンに対する違和感で気付いたの。中川さんと気付きのきっかけが逆なんだよね。

中川　たぶん、倉田さんはお子さんがいるから、ワクチンのことをよく理解していたのでしょうね。オレは子どもがいないし、最後にワクチン打ったのなんて40年ぐらい前だから安全なものだろう、と思ってました。

倉田　それもあるかもしれないね。中川さん最初からマスク嫌だったじゃない。なんでそこまで嫌悪するかな、とも思ったよ。でもお互い結局同じところに帰結していって良かったよね。本当に世の中のことが色々わかったというか。

中川　そうですね。倉田さんもオレも、何も得しないのになぜここまで自粛とワクチンに反対したのかって話が今回の本のテーマです。そこを倉田さん、話してもらって良いですか？

※ 医療クラスタの略で本来は医療従事者全般を指すネット用語。コロナ禍以降はワク

倉田真由美最大の大炎上
損しかしないのに声を大にした理由

倉田　私たちぐらいですよ。本当に損しかしていないのは……。他の専門家の方はそれなりに意味があるじゃないですか。数は少ないでしょうが、やっぱりそういう支持者が集まります。医者で異議を呈する人の場合は「マスクおかしい」とか「ワクチン嫌だ」とかっていう人たちが逆に顧客になるでしょう。マイナスもあるだろうけどプラスもある人たちが多く、意義はあると思います。この界隈で発信している中でも、本当に損していないのってたぶん私と中川さんぐらいじゃないかなと思って。

中川　そうですね。オレね、コロナの前後で年収が6分の1にまで減ったのですよ。もちろん2020年8月31日でセミリタイアしたってのはあるのですが、せいぜい4分の1ぐらいかな、と思っていたらもっと減った。

倉田　私もレギュラーの仕事をいくつも失ったし、**炎上したせいで**※※なくなった仕事もありました。とにかく感染対策やワクチンに異議を唱える人間は、徹底的に仕事を干す傾向があったように思う。医療従事者や看護学校生だってワクチンを打たなかったら仕事もできないし、研修にも参加できない。論壇の人だって、同じです。「人の命を軽んじる危険思想の持主」のような扱いを受けました。

チン・マスクなどを推奨する医療従事者を批判的に表す言葉として使われることが多い。

※※
2022年8月14日「自分が忙しいことを嘆き、怒る医療者のツイートを見た。仕事が忙しくてつらいなら、その仕事を辞めればいい。ボランティアじゃないんだから対価を貰っているんだろ。病気になった人を責めるくらいなら、辞めてくれ。」という投稿が炎上。倉田には「医療従事者に過酷な労働を強いている」「敬意が欠けている」という旨の非難が殺到した。一方で「病気になった人に罪悪感を抱かせてはいけない」という倉田の問題意識を理解するユーザーも少数ながら存在した。

中川　だからこそ、倉田さんが声を上げたことに驚いたのです。ダメな男のことを描いたり、嫁姑の諍いといった人間のトホホな部分を描く方だと思っていたのに社会派的なことを言ったから。そりゃあ男女同権とか安田純平さんを救うべきだ、といった人道的なことを言うことは知っていたけど、まさかコロナでここまで言うとは。

倉田　私もまさかここまで言うとは当初は思ってなかったです。でも、言う人が少なすぎてこのままだと自分のフラストレーションが溜まりすぎると考え、黙っていられなくなった。

中川　倉田さんが最大の「炎上」をしたのは、2022年8月、一部のゴーマンで感染対策を押し付ける医療従事者に対して投稿したことですよね。**ブラックマヨネーズの吉田敬**※さんが「医療従事者が被害者ぶっているけど、システムが悪いからそこを正すべき」みたいなことを言ったのと同じ時期です。

倉田　ワクチンとかマスクとかに対し、否定的なことを言うことを良しとしないメディアが多かったんですよ。テレビにしろ、レギュラーの仕事にしろ、基本的には「否定的なことはあまり言わないでください」みたいなスタンスの仕事は終わっていきましたね。明らかに変な切れ方もしたし。えっ？　私、何か不祥事起こしましたっけ？　みたいなものですね。

中川　オレは文春オンラインに連載を持っていたんですが、ある時から編集者がネタを振ってこなくなりました。2020年末の頃ですね。そこで編集者と会った時に「オレがマスクと感染対策に対して否定的な発言をしているからでしょ？」と聞いたら少し黙った後、「そうです」と認めた。感染対策をムダだと考える人間は著者としてふさわしくない、ということで文春オ

※
吉田氏がこの時問題視していたのは、検査をして陽性患者が出るほどに金銭的な利益が発生するシステムについてであり、

ンラインはオレを切ったのですよ。その後、２０２３年末に別の文春の人とも会いましたが、その時はこの話はせず。いずれ関係性が戻ればいいな、とは思います。

倉田　確かに文春はそっちだもんね。週刊新潮はその逆をずっと行っていたと思うけど。

中川　そうですね、週刊新潮の連載でもデイリー新潮でも好き放題書かせてもらってます。一方文春ですが、２０２４年３月８日発売の文藝春秋に福島雅典さんという京都大学の名誉教授がワクチンを否定する**原稿を載せた**※※けど、その前まで文春は「ワクチンを否定するヤツはアホだ！」っていう論調でした。この原稿の反響が凄まじくて、４月発売号でも福島さんは「反ワクと言われた私が質問に答える」という原稿を再び寄稿しました。ようやく潮目が変わったのかな、と思います。

倉田　そう、ずっとそうでしたね。24年4月17日にワクチン後遺症の当事者と遺族が国を訴えたことを報告する記者会見を東京地裁で行いました。すると、「全責任は私が負う」と文藝春秋で大見得を切ったワクチン担当大臣だった河野太郎氏が、「私はあくまでも流通と体制に責任」「専門家の知見に従った」みたいなことを公式サイトとXで説明した。

中川　推進派が逃げ始めている状況です。「当時の知見では仕方がなかった」とか言い出しているひどい状況です。

その改善こそが医療従事者の負担軽減にもつながるというスタンスだった。だが吉田氏の提言も、倉田のケースと同様に「医療従事者への侮辱」と曲解されてバッシングされた。

※※　タイトルは「コロナワクチン後遺症の真実」。福島氏は基礎疾患のない28歳男性が心筋融解による急性心不全で突然死した事例を皮切りに、データを交えて、コロナワクチンの後遺症が過去に前例がないほど多岐にわたること、ワクチン接種の回数で段階的に致死率が上がっていくことなどを紹介。コロナワクチンによって、従来の医学では考えられない健康被害が起きていると力説した。

各種メディアの反応は？異議を唱えた河北新報

倉田　だって私たちはずっと異議を唱えてきたんですよね。出版社とか、テレビは地方局の数局を除いて、基本的に感染対策とワクチンの肯定論ばっかりだった。たまに神戸のサンテレビや大阪のＭＢＳなど関西のテレビ、そして名古屋のＣＢＣでも番組によっては言えるところがありましたが。でも基本的には極少数派です。あと、新聞だと河北新報ですね。

中川　東北地方のブロック紙で、宮城が本社の河北新報ですね。36歳の夫・正太郎さんをワクチン接種後に失った須田睦子さんという方が宮城県の方ですからね。正太郎さんが亡くなった時、４人目のお子さんがお腹の中にいた。正太郎さんはその子に会うことなくこの世を去った。河北新報は、**武田俊郎**※さんという問題意識のある記者がいることもあり、この件を取り上げたんですよ。

倉田　でも大手の新聞は全滅だったじゃない。私も地方局のレギュラーを持っていたけど、やっぱりそういう理由で切られたし、そこは中川さんと同じですよ。元々私たち別に医療ジャーナリストでもなんでもないから、これで脚光を浴びて本出すとかはあり得ない。だから私たちは仕事がなくなる一方だったよね。

中川　ただ単にオレたちは、「もうきついわこの社会」って思っただけなんですよね。悲鳴を

※
武田氏は須田正太

上げる多くの匿名のXユーザーと同じ状況だっただけです。

倉田　そんな当たり前のことを発信しているのにむちゃくちゃ攻撃されたからね。

中川　なんでオレたちが社会悪みたいに、公衆衛生の敵みたいに叩かれないといけなかったのか。

倉田　すごかったよね。

中川　ひどかった。「くらたまと中川は公衆衛生の敵、バイオテロリスト」って言われまくった。

倉田　とくに2021年からは一気にそうなったよね。年間のほとんどを都会では緊急事態宣言か、まん延防止等重点措置（マンボウ）にした2021年、感染対策は2020年よりもさらに強化されたわけです。ワクチンもできたのに、陽性者数も死者数も圧倒的に増えた。コロナ死者数は2021年1月1日段階で累計3513人、ワクチンが国民の8割に普及した後の集計である2022年1月1日は18385人。ブースター接種もバンバン進み、相変わらずマスク民だらけだった2023年1月1日は57727人。着実に増え続けたんですよ。そしてもはや、「もうそろそろやめよう」という事実上の宣言である5類化前日の5月7日は74669人でした

中川　結局ワクチンがなかった時代の方が被害が少なかったんですよ。内閣参与の高橋洋一氏が「**日本はさざ波**※※」と発言して、「コロナを甘く見るな！」と炎上して辞任したわけですが、2020年の日本は欧米各国と比べても明らかに「さざ波」だったんです。対策も欧米よりユルユルだった。ロックダウンはしないし、マスク義務化・罰金・禁錮刑もなかった。あくまで

郎さんの件だけではなく、ワクチン後遺症が疑われる市井の人々を繰り返し記事にしている。たとえば2022年4月14日付けの「ワクチン接種後の長引く体調不良『支援・理解なく孤立』高校生ら訴え」では、ワクチン接種後の体調不良で登校がままならない生徒に対する学習支援の不足を問題提起した。

※※　この発言をXに投稿した際、高橋氏は日本のコロナ感染者数が低く推移していることを証明するグラフを提示していた。炎上後、高橋氏はABCテレビ「正義のミカタ」で「言論の一部だけが切り取られて、一緒に提示したグラフはどこも取り上げてくれない」とこぼした。

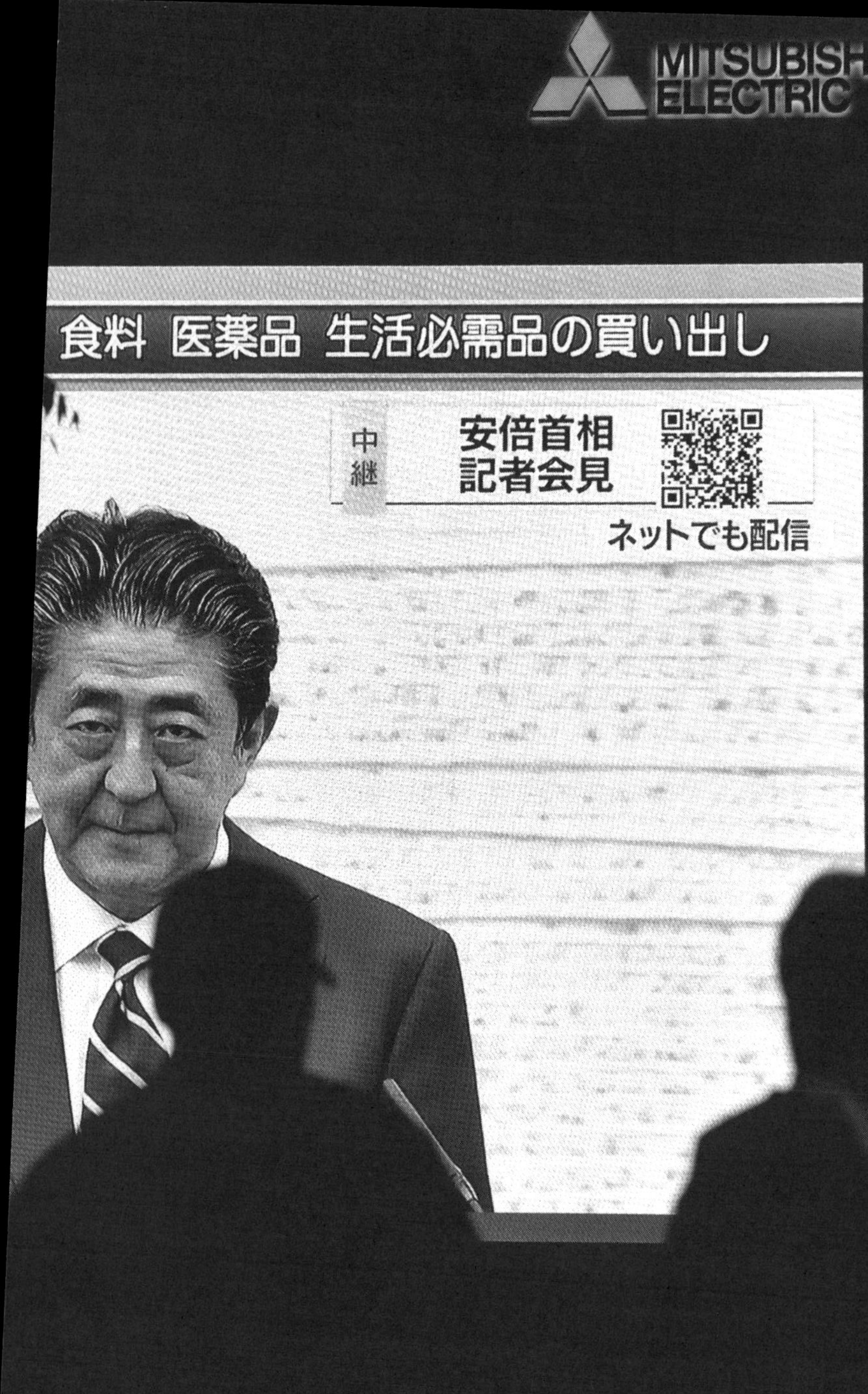

2020年4月7日、安倍首相（当時）は7都府県に緊急事態宣言を発出

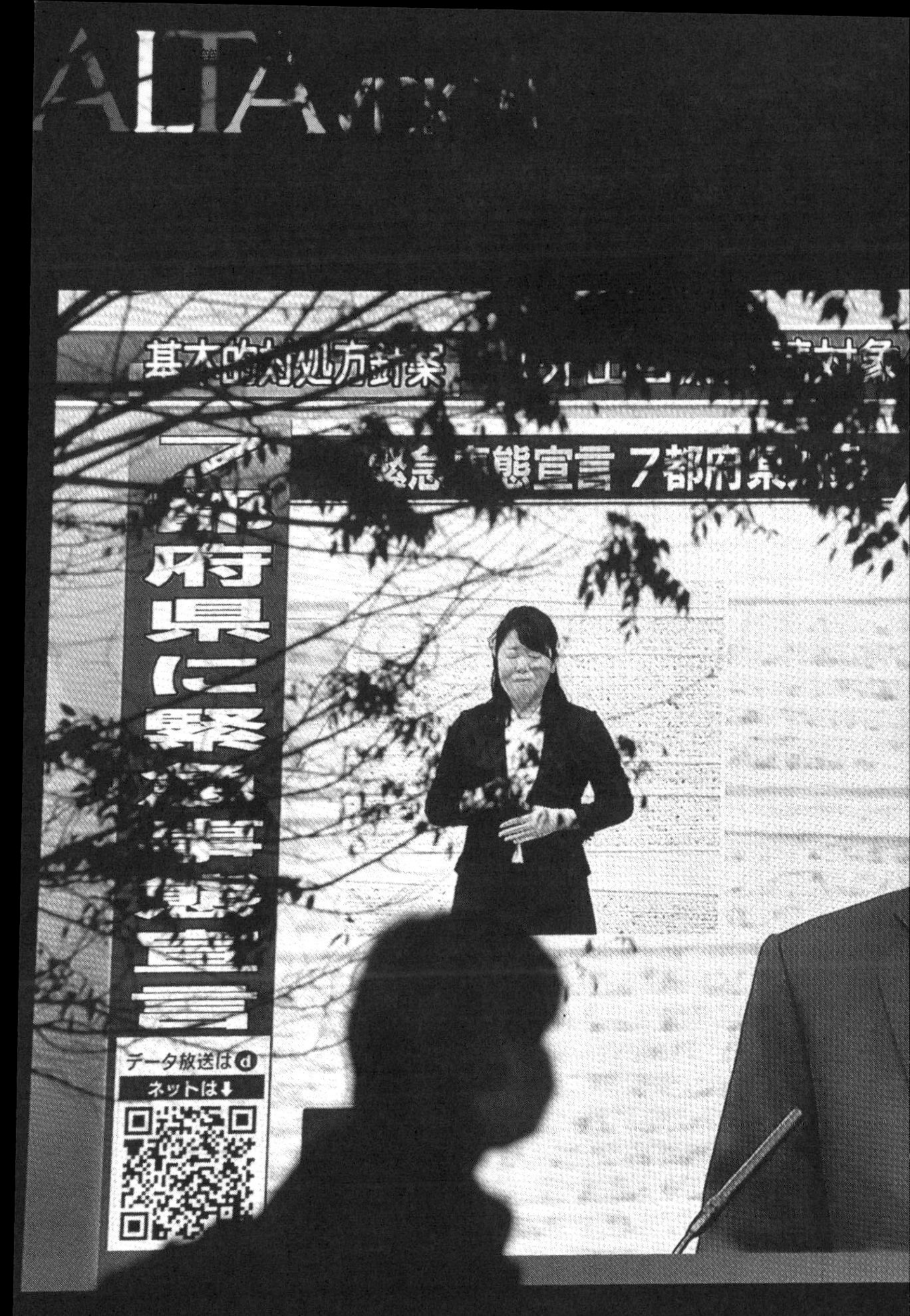

ALTA
データ放送は
ネットは

も「お願い」ベースだったんです。でも、今になって「欧米は感染を仕方ない、と捉えたが日本は厳しかったから被害が少なかった」と言う医者がいる。

倉田　そうよね。その辺のところを中川さんも私も主張していたけど、後続する人もいなかったじゃない？　皆どんどん言い出すのかと思ったら、ずっと誰も言わなくて。誰もついて来なかった。

中川　本来、漫画家とかジャーナリストとかライターが「コロナ騒動おかしいだろ」ってバンバン言うべきだったとオレは思う。だけどほぼ、誰も言わなかった。「いつものメンバー」である**鳥集徹**※さんぐらいだった。テレビの世界では、古市憲寿さんと三浦瑠麗さんは過激には言わなかったけど、オブラートに包んだ形で暗に過剰感染対策を批判していた。

倉田　メディアの圧力や忖度とかは絶対あったはずだから、それが怖くて言えなかったっていう人は絶対いますよ。

中川　いるでしょうね。さっきも言いましたが、オレも文春オンラインの編集者から「なんで仕事を発注しないんだ」って聞いたんです。そしたら、「中川さんのコロナ観が文春と合わない」と。「あなたは今後文春オンラインで連載ができません」って言われて。「なんじゃあ？」って思いました。話ですよね。なんで媒体側のスタンスに著者が完全に合わせなくてはいけないんだ？　って思いました。「文春砲」とか言われてチヤホヤされていたけど、不倫を暴くよりももっと大事なことを暴くべきだろバカたれが、とその時は思いましたね。

倉田　ははは、そうよね。自分と関わりのない人の下半身事情が一番重要な報道で、社会全体を狂わす件については狂う方向に持っていこうとした。

中川　あぁ、だったらお前らとはオレは仕事しないでいいわ。新潮社と付き合うわ、とあの時思いました。

倉田　新潮はマシだったんですよ。大手出版社で、感染対策とワクチンに対して懐疑的だったのは新潮と小学館ぐらいですよね。あとはもう、皆ワクチン礼賛だし、「マスクも皆しましょう」でしたね。新聞・民放キー局・ＮＨＫ含め、大メディアはとくにそうでした。

中川　あとは光文社の女性自身とＦＬＡＳＨがひどかった。２０２４年になっても相変わらず感染対策とワクチンがいかに素晴らしいかをウェブ記事で出し続けている。このバカ騒動を振り返ると「なんでそんなにマスクとワクチンが効くって話になってしまったのか？」が、オレと倉田さんの共通の認識。しかも２０２４年９月４日、ＮＨＫの収録前に、オレはスタッフから「ワクチンとマスクについては言及しないでください」なんて言われた。

倉田　そういう人がいても良くて、色んな人が色んな発言してもいいはずなのに。ひとつの出版社とか、ひとつのテレビ局が同じ意見しか言えないという異常さね。

※医療ジャーナリスト。日本での接種開始前からコロナワクチンの危険性について警鐘を鳴らしていた。

仕事をどんどん干されていく……これまでにない言論封殺

倉田　でも、忽那賢志医師は2019年11月10日、マスクの効果について、Ｙａｈｏｏ！ニュースでこう書いていたんですよ。イオンが従業員に対し、**マスク着用での接客を原則禁止**※にした時の話です。

記事のタイトルは「イオンの従業員マスク禁止は感染管理的には問題があるのか？」で、こう記述しました。

〈昔から日本人はマスクを着けるのが好きと言われますが、そもそも（感染症に関しては）マスクは予防のために使うものではなく、感染してしまった人が周囲に広げないために使うものです。

風邪やインフルエンザに罹ってしまった人がマスクを使用することは感染の広がりを防ぐために非常に重要です。

しかし、逆に無症状の人がマスクを着用することで周囲からの感染を防ぐことはできるのでしょうか？

結論から言うと、これまでの研究ではマスク単独でのインフルエンザやかぜなどの予防効果は示されていません（BMJ. 2015 Apr 9;350:h694)。

マスクを着用した人と、マスクを着用しなかった人とを比べても、かぜやインフルエンザの発症率に差はないとする報告が多数あります。
　残念ながら無症状のときにマスクを着けてもかぜやインフルエンザを防げるとは今のところ言えません。〉

中川　同氏はコロナ以前、ＴＢＳの番組でもマスクの効果は限定的だと言っていたのにいつからか**マスク大絶賛**※※になりました。そして、この記事では正しいマスクの着用方法についても言及している。1日中着けていることは衛生管理上ダメで、鼻マスクや顎マスクもダメ。肘にマスクをかけているなんて、言語道断で捨てなさい、とまで言っている。

倉田　あの時は忽那氏も真っ当な判断をしていたんですよね。

中川　そうです。オレたちがずっと主張していることを彼も言っていた。ところが突然宗旨替えをし、マスク会食を推奨する動画を作ったりもする。電子顕微鏡でないと見られない0・1μmのウイルスに50μmの不織布マスクの網目が役に立つとはどう考えてもありえない。しかし、「マスクとワクチンは効いたのか？」という異論を呈するだけで干されるって話になってしまった。いやいや、専門家様が「マスクに無症状の人を救う効果はない」って言ってるのになんで干されなくちゃいけねーんだよ。倉田さんも干されたでしょう？

倉田　干された。こんな形で干されるなんて考えたことなかったですよ。たとえば作品に人気がないから切られるんだったらわかりますし、それは漫画家としては当たり前のこと。でも、まさかマスクとワクチンに異議があるというだけで干されるとは思いもしなかった。差別主義

※　咳が激しい者、花粉症の者、食品加工担当者など一部の例外はあるが、感染症予防としてのマスク着用は上司の許可が下りない限り禁止とされた。この方針に当時は辞意を漏らす従業員もいたという。

※※　シャープやアイリスオーヤマなどマスク生産に乗り出す国内企業にも多大な賛辞が贈られた。とくにアイリスオーヤマはグループ売上高予想が前年比の40％増になり、経営面でも大いに利益を上げた。

的発言をしてその思想のヤバさから干されるってのは私は当然だと思う。でも、マスクとワクチンと感染対策への異議ですよ……。

中川 しかも何をしようがウイルスは嘲笑うかのように人々を陽性にしていった。自然の猛威の前にマスクと急ごしらえの注射液が勝てると思うのはおこがましい。そんなことを言ってたらオレも干された。なぜ、ワクチンやマスクに異議を唱えたら仕事を失うのか？　異常な3年間でした。

倉田 私たち業界にいて長いけど、今までは基本色んな発言して、それに対して反論があるにしても発言自体は自由でしたよ。ところがコロナ禍では自由な発言が許されなかった。これは私が50数年生きてきて、初めての経験だった。やはりこの異常さに関しては黙ることができなかったよね。

中川 約50年オレも倉田さんも生きてきたけど、こんな言論封殺されたことはなかった。オレも散々好き放題、編集してライターしてきたけど、コロナに関してだけは言論封殺されました。

倉田 こうして言論や表現の仕事をしていると、タブーと言われることはたくさんあります。「これは危ないですね」みたいなことを指摘されるのは昔からありました。ただ、そこに触れたら切られるということはなかった。

中川 なんでマスクとワクチンと移動制限に異論を呈したら、こんなに叩かれなくちゃいけないのかわからなかったです。

倉田 コロナというものに対して異論が許されなかったですよね。コロナは怖いものである。

コロナでおじいさんおばあさんを殺してはいけない。子どもたちの学校行事やら成人式やら卒業式、入学式も花見も花火大会も命のためには中止すべきである。あと少し我慢すれば光が見えてくる。だから皆で協力し合って乗り切ろう！　そんな空気が大勢になっていた恐ろしい社会でした。世界中が。世界で恐ろしいことが起きましたよね。マスクをしない人を警察が囲んで縛り上げたりね。

中川　オーストラリアではマスクをしないで海岸にいたカップルを**警察がボコボコにしたりもした**※。ドイツではワクチンを打っていない人が商業施設に入れないなんてこともあった。ドイツ在住の日本人女性が動画を撮影していたのですが、行列の脇が紐で区切るようになっていて、「ここから先は非接種者は入れません」と実況していた。

倉田　日本も各種特典は接種者のみに与えられたし、マスクを持たないで施設に入ると追いかけられ、追放された。

いきなり言われた「マスクしろよ！」何度か体験したマスク警察からの被害

中川　「2023年の3月13日以降マスクは自由です」と厚生労働省が発表し、5月8日に5

※この事件は警官個人のパーソナリティーに帰結するものではない。コロナ禍のオーストラリアでは「警察国家」という批判がされるほど、不要の外出をする者を強権的に取り締まっており、州によっては日本円にして最大73万円、禁錮6年の罰則が下される可能性があった。

類にした。2023年3月13日と12日、5月8日と5月7日で何が違うのかという話なんですよ。

倉田　ウイルスは何が違うの？　「ウイルスさん変わってませんけど？」って話なんだよね？

中川　ウイルスは変わっていないのに、マスクとワクチンを推進した方々はなんとしても「マスクは効いた。ワクチンは効いた。ウイルスは怖いよ」って言い続けている。どう思いますか？倉田さん。

倉田　異常だし、中川さんは経験していないかも知れないけど、マスクを強いられていた時期は「**マスク警察**※」っていうのがいたじゃない？　あれに私結構遭っているからね。やっぱり、女の方が遭うんですよ。1回言い返して、路上で大喧嘩になったことがありました。

中川　東京で？　どうせそいつ、男ですよね？

倉田　東京で。そして男。2022年だったかな？　目黒区の路上ですよ。すれ違ったおじさんにいきなり「マスクしろよ！」みたいに言われたの。それで私は黙っておくことができなくて言い返したんだけど、そういう嫌な経験を人生でしたことは、それまでなかったですよ。

中川　そりゃそうですよ。短パン穿いていて「お前、いい年した男が短パンなんて穿くんじゃねぇ！」なんて言われないし、真冬に半袖でいても「お前が風邪をひいたら誰かにうつすから長袖にしろ！」なんてことも言われない。基本、注意されるのは性器を出している時ぐらいでしょう。まぁ、わいせつ物陳列罪ですからね。マスクをしていないのはそれと同じような扱いになった。いつから鼻と口を見せることが反社会的行為になったんだよ。

倉田　でも、少なくないからね、こういう人。マスク警察に遭った人、遭っていない人って結

※マスクをしない者に過干渉し、時に手荒な手段に出る者たちを指すスラング。またその派生型として、飛沫の抑制効果が低いとされるウレタン

構明確に違うというか、女性には何度も何度も遭っている人がいる。マスク警察をする人って年配の人が多くて、私の場合は３回遭ったかな。全員男の人だった。

中川　マスクをしない人々に倉田さんとオレはたくさん会ってきましたが、結構マッチョが多いんですよね。背も高くて、ジム通いをしていたりする。

倉田　そういう人はマスク警察に遭遇しないんですよ。

中川　１８０cmを超えているマッチョがマスクをしなくても何も言われないわけです。

倉田　逆におばさんがマスク警察やっているケースもあるけど、これは道徳的な感じで誰に対しても注意をする。でも、おじさんに恫喝されるのは基本的には女の人ですよね。

中川　結局、弱い人を叩きたいだけの話なんですよ、男のマスク警察は。女はすれ違う時に露骨に嫌なしかめっ面をし、マスクを手で覆って顔面に密着させ、極力ノーマスクの人間から離れようとする。

倉田　福岡だっけ？　マスク警察で暴力沙汰になったのって。80代のおばあさんに電車の中で**暴力をふるった事件**※※。

中川　82歳のおばあさんに41歳の男が暴力をふるった事件ね。あと佐賀県で**少年が叩かれた事件**※※※もありますよね。マスクをしない高校生がいる、と神埼市の医者が学校にバットを持って乗り込んだ事件です。あの頃は制服を着た中高生がマスクをしないで歩いていても電車に乗っていても学校に通報がありました。

倉田　子どもを殴ったマスク警察もいる。「マスクをしろ！」みたいな感じで。そういう暴

マスク着用者に粘着する不織布マスク警察が存在する。

※※　２０２２年８月21日、JR博多駅に向かう鹿児島本線車内で起きた事件。幸い女性に怪我はなかった。その他にも福岡県ではマスクをせず咳をしている者を乗せた車両で非常停止ボタンが押されるトラブルが発生している。

※※※　２０２２年７月上旬、勤務先の診療所が入る公共施設内で、医師がマスクを着用していない高校生たちを叱責したことに端を発する事件。医師の怒りはおさまらず、翌日バットを持参して来校して校長室の机を蹴るなどの騒動を起こした。医師はその後、懲戒処分を受けた。

力沙汰を起こすのは、「マスクをしろ!」の側なんだよね。あと大阪かどこかで、電車から追い出した事件もあった。「マスクしないヤツは降りろ! わー!」みたいな。これは確か2021年の結構初期の頃の話。恐ろしいね。電車に乗っているマスクをしてない人を強引に降ろして、降ろした後に拍手喝采して正義を遂行したみたいな。そんな世の中だったんだよ。2022年もその空気感はあったの。つい2年前の話よ。

中川 マスクがすべての真っ当な人の象徴になっていた。意味がわからないことです。2020年以降、「どっちがまともな人?」とマスクとサングラスの人と素顔の人のイラストを並べたら子どもたちはマスクとサングラスの人、と答えた。かつての不審者ファッションが善人ファッションになったのです。

倉田 「あの人マスクしてないわ」という恐ろしい差別を全員で肯定していた。2020年代になっているこの日本でね。まさに魔女狩りじゃない。そんなことが普通に行われていたってことがとんでもない恐ろしさだよね。いつだって我々の社会ってそんな風になっちゃうんだってことですよ。公安がアカの人を殴り殺したみたいにね。そういうことってちょっと前まであったけど、いつでもそうなるよ。

中川 「マスクをすれば真っ当な市民である」という空気が作られていたでしょ?

倉田 **踏み絵**※だったね。

中川 オレたちは「マスクをするかどうかで真っ当な市民かどうか判断する」社会に疲れちゃったわけだな。オレは絶対そんな社会嫌ですよ。人なんて個々人で耐えられないものがある。マスクを着用するのが苦痛でない人は「なんでマスク程度のことで文句を言うんだ」って言うだろうけどさ。

倉田　私だって嫌ですよ、そんな恐ろしい社会。たとえ自分がマスクをする側だとしても。マスクをしたくないからしないっていう人の人権を奪うような、ともすれば命まで奪うようなことだってある恐ろしい社会。この現代社会もそんな恐ろしい社会だということを、私たちはもっと自覚した方が良いよね。「マスクさえすれば大丈夫」じゃないんだよね。

中川　それでオレがビビったのは、「マスクぐらいすれば良いんじゃん」って意見が、すごく強かったことだな。

倉田　それごときぐらい、のね。

中川　「なんでマスク程度しないの？」って言われたわけです。それって人間の尊厳に反するだろ、っていうのがオレと倉田さんの判断。息苦しいし暑いし、バカバカしいと思いつつも他人と同じことを黙ってやっているのが屈辱的なんですよ。でも多くの人は「マスクぐらいすれば良いだろう」という意見。そこはどう思いますか？

倉田　マスクそのものが呼吸の妨げになるということを除いても、人に対して「これをしなければ真っ当な人間として認めませんよ」みたいなのは、まさしく、隠れキリシタンに「キリストのプレートぐらい踏めば良いじゃん」って話でしょ？　「踏まない人は死刑になりますよ」と。そんな社会ダメでしょって話じゃない？　キリストの踏み絵がおかしいことに気付いても、マスクがおかしいことに気付かないとしたら、それはちょっと認知がおかしいですよ。同じこと

※埼玉県のＪＲ川越駅ではソーシャルディスタンスを維持するために、まさに「踏み絵」的な発想が取り入れられた。駅のベンチに一席におきに「川越市民はさつまいもを踏んだりしません」という一文を添えたさつまいも（川越市の名産物）のイラストを配置。ＳＮＳでは好意的な反応を示す者が多かったが、踏み絵の由来を踏まえると、それこそ真っ当な川越市民とそうではない川越市民を選別するようなアイデアだったと言える。

だからね。「自分が自分の人生をどう生きるか」というのは皆がそれぞれ持っている権利ですよ。マスクをするしない、というのもそうだし、職業選択の自由もそうです。色んなものが基本的には「自由」がベースになっているのです。パンツ穿く穿かない。ブラジャー着ける着けないとか。「なんで人に決められなきゃいけないの?」って話ですよ。人の権利を侵害して当たり前みたいな世の中がこの時代に来たのが恐ろしいです。

日本人は全体主義が馴染みやすい? 「全員同じようにしましょうね」

中川　オレがすごく驚いたのが、なんで21世紀に太平洋戦争の時代みたいな**全体主義**※になったのかということです。

倉田　私もすごく驚いた。でも日本人ってあまりにも全体主義に馴染みが良すぎるね。恐ろしいよ。

中川　驚きました。こんなに簡単になるものか……と。日本人の一部は北朝鮮の独裁的なところを受け、金日成・金正日・金正恩を「将軍様」とか言ってバカにしてきた。しかし、日本人は2020年代に「マスク様」「ワクチン様」に加え「尾身茂様」らを崇拝した。北朝鮮のことを笑えません。むしろ北朝鮮は「**我が国にはコロナなんてない**」**と言い張った**※※わけで、オレは人生で初めて北朝鮮を羨ましいと思いました。

倉田　そういう教育をずっと受けているからというのもあると思うけどね。そういう元々の国民性は絶対あります。元々全体主義が馴染みやすい人種なのでしょう。それにプラスして、皆で制服を着て校則を守るのが当たり前という教育を受け続けるから、「全員同じようにしましょうね」みたいなことがメンタルに馴染みやすいのでしょうね。

中川　倉田さんは元々一橋大学の先輩だけど、門外漢な感じがする。要は一橋って銀行や商社に行く人が多い大学じゃないですか？　あとは公務員と電力会社やガス会社等のインフラ系。さらには会計士や弁護士などの資格系。そこで漫画家になるっておかしいよな、と倉田さんの存在を２０００年代前半に初めて知った時に思いました。

倉田　あなたもそうじゃん。たまたま成功したから良いようなものの、そんな危ない橋を渡る人ってなかなかいないよね。

中川　たぶんそこが今回、オレたちが一緒に本を書くことの原点になると思っているのです。倉田先輩は本来は、味の素に入れば良かったと思うわけです。なんとなく味の素にいそうなタイプです。そしてその後Ｐ＆Ｇとかに入りブランドマネージャーをする。オレも三井物産に入れば良かったわけです。

　あの大学は就職だけは**めちゃくちゃ強いので**※※※、たぶんそういった道も選べたと思うんですよね。でも、２人ともおかしな進路に行っちゃった。そういうことがあるから、倉田さんは今回

※　個人の権利や利益よりも国家利益を優先させる思想。イタリア・ムッソリーニ政権やドイツのナチス政権がその代表例として挙げられる。

※※　北朝鮮がコロナ感染者の存在を認めたのは２０２２年５月12日。それまでの間、同国は対外的にはコロナの存在を否定し、国際社会からのワクチンなどの支援も拒否し続けた。

※※※　直近のデータを見ても、一橋大学の就職率は２０２１年度95・８％、２０２２年度96・３％、２０２３年度95・９％と高水準で推移している。

のコロナについても異議を唱えたのではないでしょうか。「よくありがちな進路とは別の立場に身を置いたうえで私は言う」っていう、スタンスは続いていると思います。『だめんずうぉ〜か〜』にしても、真面目そうな一橋出身者が徹底的にダメ男を描くギャップもウケた理由のひとつです。常に異端であり続けたのですが、いかにしてその考えに至ったのかを教えていただきたいです。

倉田　これは元々あるものだと思うな。私は普通に就職活動をして失敗したけど、就職してもきっと最終的には似たような生き方を選んでいると思う。

中川　就活はどこを受けたんですか？

倉田　中川さんの2年前の1995年卒だけど、山一證券だけ最終面接まで残ったんですよ。

中川　意外ですね。実は内定をたくさん取っていて、漫画を描きたいから辞退したのかと思ってました。山一證券は1997年に潰れましたよね。田中美佐子がCMに出ていたぐらいイケイケだと思っていたので倒産は意外でした。あの年は北海道拓殖銀行も潰れたし、「**失われた30年**※」を象徴していますね。

倉田　山一證券の最終面接だけは受かっておきたかったな。そうしたら、山一證券が崩壊していく様を内側から描けたじゃん。

中川　「えーん、社員は悪くありません！」と**野沢正平社長**※※が号泣したのはよく覚えています。オレはあの時、「いい社長じゃん」と思いました。たいていエラい人って部下のせいにする。ビッグモーターの前社長だって、保険の不正請求問題を何も知らなかったと言い、ゴルフボールを靴下に入れてわざと車に傷をつけたことについて「ゴルフを愛する人への冒涜」なんてトンチンカンなことを言っていました。

倉田　やっぱり、あそこまで大きい会社が潰れる時って色々面白いことがあるらしくて、内側から描けたのにな〜って思っています。私も山一證券に入りたかったですね。結局漫画を描きたいと当時から思っていたので。

中川　倉田さんは一橋の中でもめちゃくちゃ異端だと思いますけどね。

倉田　お互いそうだと思うよ。この間、大学時代のゼミの同窓会が久しぶりにあったの。ゼミ生の皆さん、まともよ。普段私が会っているメディアとかの業界人よりも、はるかにちゃんと生きてらっしゃる人たち。そういう真っ当に生きている人たちの中に久し振りに入ると、「あっ私異端だな」ってやっぱり思う。大学時代から自分は異端だと思っていた。普通の女子みたいになりたかったけど、バイトするのにも雀荘を選んだりしていたの。クリスマスにサンタの帽子を被ってキャンパスを歩いていたら、女友達に「そんな恥ずかしいこと私できない」って言われて。「彼女たちの方が真っ当な感覚なんだろうな」と思いながらも、「私はこれ平気」と思ったのが結構色濃く印象に残っています。もう30年ぐらい前の話だけど。

中川　それって今回のコロナの違和感とも通じることなのかしら。

倉田　うん。ちょっと思い出したね。

※　1990年代初頭のバブル崩壊から2020年代初頭まで、日本経済が長期的に陥っている不景気状態のこと。2024年2月22日、日経平均株価が史上最高値を更新したことからその終焉を喧伝する者もいるが、GDPが2四半期連続でマイナス成長となりドイツに抜かれるなど、依然として日本経済には暗い影が付きまとっている。

※※　山一證券最後の社長。野沢氏の涙は世間の同情を集め、解雇された従業員たちの再就職活動を大いに助けたという。

当初はマスクをつけていた倉田　一度はワクチンを打とうとした中川

中川　コロナの話に戻りますが、倉田さんは「ここまで怖がるほどウイルスじゃない」って思っていたってことですか？　それに加えて「この対策って効果あるのか？」とも思っていたということですか？

倉田　それもそうだし、「あの人マスクしていない！」って指をさされることが当時から平気だったたってことだよね。街を歩いて注目を集めることが苦痛にならなかった。

中川　でも倉田さんはオレが住んでいる唐津ではマスクをしていなかったですが、「**めんたいワイド**※」って番組に出演するために出張した福岡では、「私を知っている人がいるから」ってマスクをしていましたよね？　それでも、博多から1時間10分ほどの唐津に来たらマスクを外して闊歩していた。福岡では人の目をきちんと気にしてたわけですよね。

倉田　それはたぶん2021年のことだと思うけど、その頃は結構私はマスクをしていたの。さっきも言ったけど、マスクについては最初から「これおかしい」って気付いていなかったから。最初に気付いたのはワクチンですよ。そこが中川さんと違うところです。中川さんはマスクで気付いたけど、私はワクチンで気付いた。

中川　そこを説明してもらって良いですか？

倉田　2021年の7月、中川さんと**トークショー**※※をやったんですけど、その時私、中川さんに「このワクチンやめた方がいいよ」って言ったの覚えているんですよ。その頃は確信まで至らなかったけど、ワクチンについてすごく疑っていたから。

中川　コラムニストの吉田潮さんと3人で下北沢の「本屋B&B」でやった時の話ですね。吉田さんとオレが新著を出した記念イベントだった。

倉田　その時中川さんが「ワシはタイに行きたいから自分はワクチンを打つ」って言っていたので、「このワクチンちょっと怪しいから考えた方が良いんじゃない？」って言ったんです。そしたら、中川さんが「いや、オレ、ワクチンは平気ですわ」って。「この人、マスクはあんなに嫌がるのに、ワクチンは良いんだ」ってびっくりして。仮に体に害があるとしたら、ワクチンの方がはるかに強烈な害があり得るのに。体を大事にしたいとかじゃないんだよね。だからその時、動機が違うと思って。

中川　さっきも述べた通り、一応子どもの頃打ったワクチンで重大な健康被害を受けたことはないし、自由を求めるオレは渡航の自由があるからそのぐらいはいいかな、と2021年7月は思っていたんです。医療従事者と高齢者へのワクチン接種は2月頃から開始し、10月まで本格的に若年層にバンバン進行する目途が立ち、菅義偉首相（当時）が推進した「1日100万回」を達成した時期でした。

倉田　私やっぱり、自分とか周りの大事な人の健康が大事。どっちに強力なパンチがあるかと

※　福岡放送にて放送される夕方ワイド番組。かつて倉田は金曜日のコメンテーターとして出演していたのだが……。

※※　2021年7月28日本屋B&Bで開催された「倉田真由美×吉田潮×中川淳一郎『50代漫画家・ライター、これからをどう生きる？』」。なお倉田は2021年5月末頃からXで、コロナワクチンに関する疑問を投稿し始めている。

言ったらマスクよりワクチンの方じゃん。でも周囲の人に「これは様子を見ないとおかしい」って言っても、皆は「外国行くためには打たないとね」ってそこまで通じなかったんだよね。

私も最初はデータもないし確信を持てなかったけど、「このワクチンちょっと危ないぞ」って言っている人たちの言葉には信憑性を感じていたんですよ。**mRNAワクチン**※って新しい技術だし、あまりにも超短期間で作られた。さらには治験中というではないですか。それで色々と情報が入ってくるにつれて確信を深めることになった。そういえば、中川さんだってあの時はワクチンを打とうかなって言っていたけど、結局打ってないじゃん。なんで打たなかったの？

中川　もともと新型コロナウイルスがそこまでヤバくないってわかっていたから、積極的に打つ気はなかったんですよ。36万円かけてアメリカでジョンソン&ジョンソンのワクチンを打つ50代の夫婦がテレビ朝日の番組に登場し、「清々しい気持ちです」みたいなことを言っていましたが、そこまでオレはワクチンへの熱意はなかったです。「コロナウイルスってそんな怖くないよな。それだったらそれに対するワクチンは打つ必要ないよな」ってオレは思うに至ったんです。

倉田　そうした考えに徐々に至り、色々情報が集まるにつれて確信に変わっていくんだよね。

中川　この程度のウイルスにワクチンを打つ必要はないとすぐに感じたけど、だけど海外に行くにはワクチンを打たないといけないから、という逡巡はありました。しかし、どうせ様々な国が水際対策をしていた。どうせ入れないから、焦って打つ必要もないか、と思ったんですよね。

倉田　そう。海外に行くためにワクチンを打った人結構いるんだよね。立憲民主党の原口一博

※ ウイルスのタンパク質を作る素となる遺

議員とかも、タイでの国際会議に参加するためには3回接種が条件だったから打った。するとその後、がんになってしまったわけです。髪の毛が抜けた写真も公開し、その後原口議員はワクチンへの疑問を国会でも**発信しています**※※。

中川　ワクチン接種が海外に行くための条件として出されちゃったから、打ったんですよね。でも、2021年秋の段階でこれは打たなくて良い程度のウイルスだという確信はあったし、Xで被害を訴える人もいた。2021年9月の段階で「オレは打たない」と決めて、妻にも「打つな」と言いました。

倉田　正解だったわけだね。

中川　1発も打っていないです。何も後悔していないですし、ヘンに将来の自分の健康状態を心配しないでいいのがありがたいです。今後不調があった時に「もしやワクチンのせいでは……」と思うことがないのは、本当の原因を探るにあたってはアドバンテージがありますね。

倉田　うちも両親は打ってしまったけど、夫も子どもも打っていない。夫もその時はまだがんだとはわかっていなかったけど、**基礎疾患**※※※はあったんですよ。心筋梗塞をやったことがあって、心臓の医者から「ワクチンを早めに打った方が良い」って言われていた。でも、なんだかんだ打たなかったよね。結果的に近くいにいる人は割と似た結論に達している印象。私と中川さんもルートは違うけど、結果そういう風になったし。実際時が経てば経つほど、このワクチンを打たなくて良かったな、っていう心持ちになるんじゃない？

中川　2021年の8月頃、だいたいその気持ちが固まっていたんですよ。だから、「ABE

伝情報の一部を注入して免疫を生み出すワクチン。新型コロナウイルス感染症のワクチンとして初めて実用化された。

※※ 例えば原口氏は2023年6月12日の決算行政監視委員会で、当時の岸田首相に対してがん患者や新型コロナやそのワクチンの後遺症に苦しむ人々に寄り添うように熱弁。また、立憲民主党が提出した「コロナ後遺症対策推進法案」「コロナワクチン健康被害救済法案」の筆頭提出者にも名を連ねた。

※※※ 基礎疾患を持つ者がコロナウイルスに感染すると重症化しやすい他、基礎疾患それ自体が悪化することもあるとされている。

MA Prime」って番組でワクチン推進の「こびナビ」副代表の「手を洗う救急医Taka」氏にワクチン推進への疑問を述べた。するとまともに答えられないで、番組終了後に彼は「あんなに勉強しているとは思わなかった（苦笑）」みたいにXに書いた。その後「あいつ、反ワクですよ」とチクりがあったのでしょう。Taka氏はその投稿を削除した。

倉田　中川さんは忽那賢志医師ともやりあってますよね。

中川　それは翌月です。「若者は自分のためというよりは周りの人のために打つという意味合いが強い」と言ったので、「なんで死なない若者が打たなくてはいけないんだ。なぜ打たないことを『利己的』と言い、『利他的であれ』と忽那さんはおっしゃるんですか？」とキレながら言った。すると苦笑いで「人間ってひとりで生きてるわけではない」とか言い出した。「そうじゃない！」とオレがキレたところで司会者が割って入ってその場は終わった。

友人がワクチンを打って心筋炎に父はワクチンで亡くなった……？

倉田　私、仲の良い友達が2021年にワクチンで**心筋炎**※になったんですよ。ワクチンが原因だって医者にも言われています。でも、その情報が厚労省に伝わってるかどうかはわからない。

※心臓の筋肉に起こる炎症のこと。主に息切れや胸痛など急性心筋梗塞に似た症状が出て、突然死に至ることがある一方、無症状の場合もある。発症期間が数時間から1、2週間とばらつきがあることも特徴。なお心筋炎になる最も多い原因はウイルス感染によるものとされている。

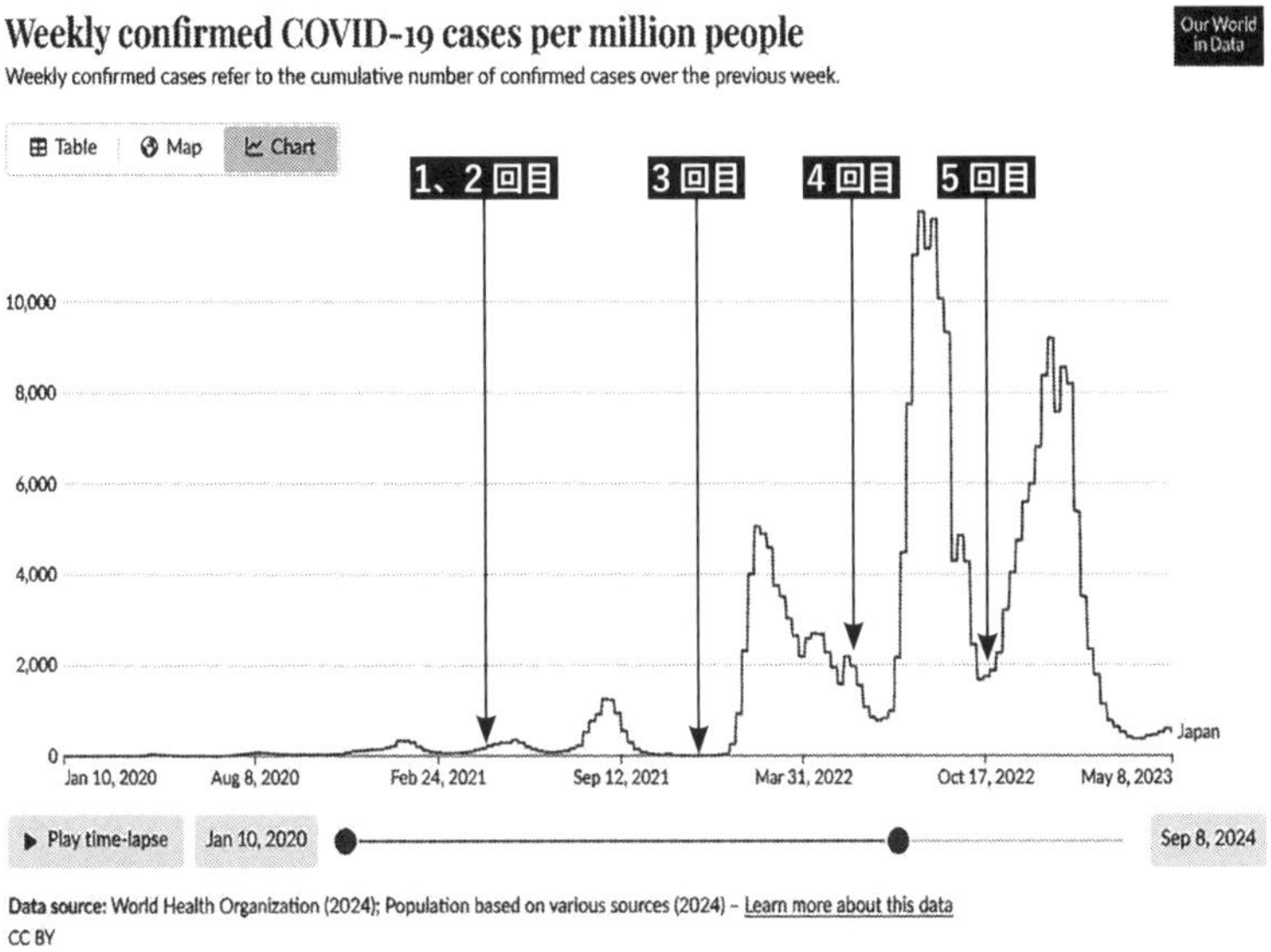

日本の人口100万人当たりのコロナ新規感染者数のグラフ。接種したあとに感染の波が増えていることがわかる

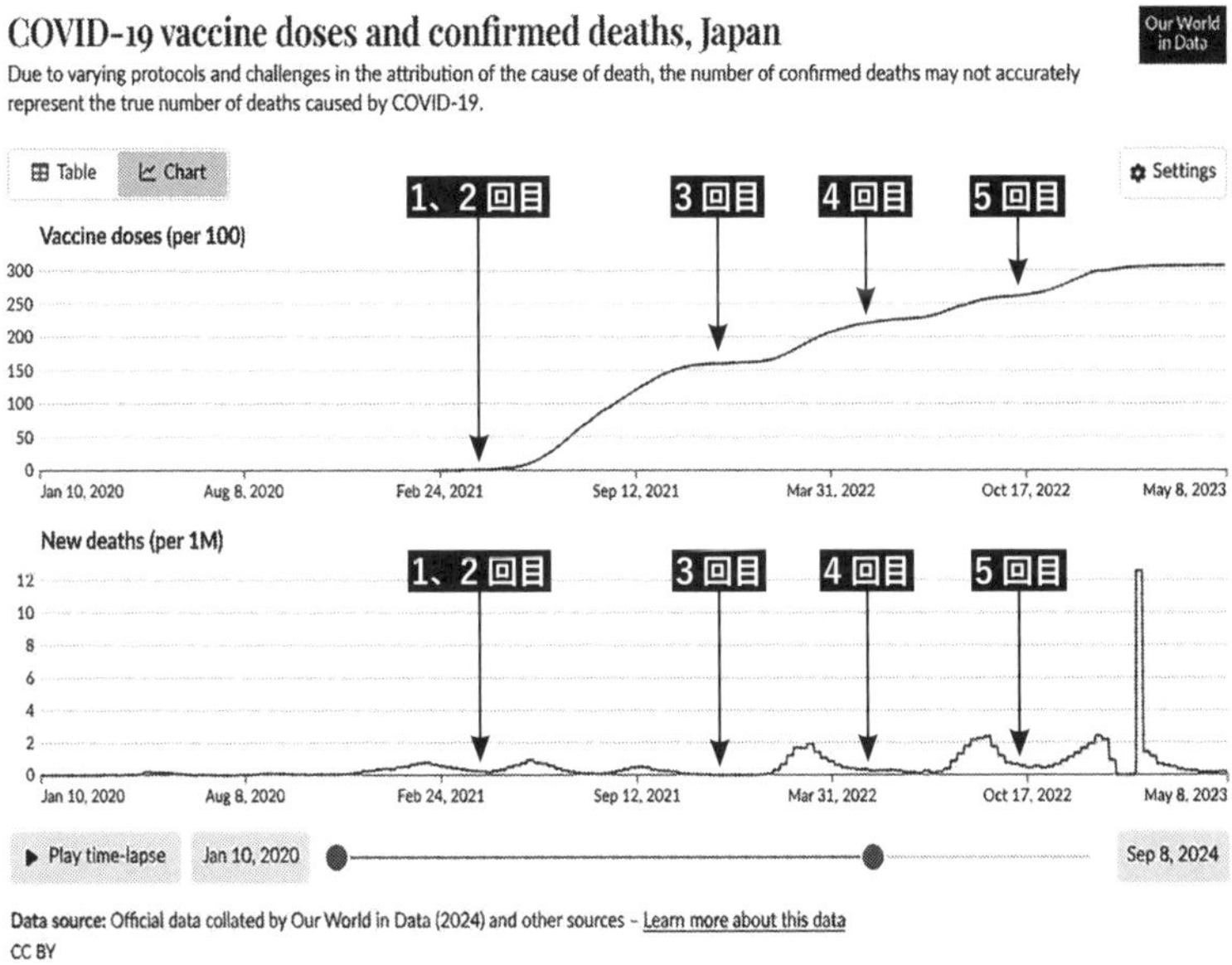

ワクチン接種回数と死者の数の推移。いずれも「Our world in data」にワクチン接種開始日を書き込んだ

しかも心筋炎って元々、めちゃくちゃ珍しい病気だったからどんな病気かよく知らないの。その友達も2週間ぐらい体がだるくて寝込んだ。その人は医療従事者で、医者に調べてもらってワクチン由来の心筋炎だったと判明したわけ。医者がたまたま「ワクチン由来の心筋炎です」って診断してくれたから心筋炎だとわかったけど、でも2週間もだるくて寝たきりになっても、普通の人は心臓を疑わないでしょ。だから気が付かないで心筋炎になっている人はいっぱいいると思う。

中川　「ベネフィットがリスクを上回る」と散々専門家と政治家が喧伝してきたから不調の原因にはなり得ないと思っているのでしょうね。

倉田　そもそもワクチンの効果に疑問を抱くことは許されなかったし、さらに、身近で言うと、うちの母はワクチンを2回打って円形脱毛症になったし、3回打っている父は2022年に死にました。医者はもちろんワクチンが原因だって思ってないし、母だって思っていない。でも私と妹はワクチンを疑っているの。父は心臓に2か所血栓ができていた。新型コロナワクチンって、血栓ができるワクチンって言われているじゃない？　父みたいにワクチンが原因かもしれないけど、医者も調べていないし、検死もしてない、荼毘に付されているから今更わからないって人がいっぱいいるんだと思いますよね。実際、**超過死亡**※が増えたじゃないですか？

中川　2021年から2023年で60万人ぐらいいますね。

倉田　21年から増えたじゃない？　むしろコロナ元年の2020年、超過死亡数は約9000人減りました。

中川　２０２１年以降の超過死亡激増は「高齢化のせいだ」とワクチン推進派は言うけど、あまりにも異様な増え方です。そして２０２０年の超過死亡の少なさは感染対策と行動制限を強力に推し進めたからだ、という歴史改ざんが行われている。

倉田　最近はもう、あまりにもたくさん死んでるから超過死亡という数字では測れなくなってきた。超過死亡って予測の数字だから、近年のようにたくさん死にすぎると予測数が上がるものです。だから、これからの日本社会は超過死亡ではなくて総死亡数で見ないとダメだよね。そうでないと、本当の深刻さがわからなくなります。

中川　２０２３年、出生数は前年比５・１％減の75万８０００人で、日本人の人口減は80万人。本来２０３５年と見込まれていた出生数76万人割れは12年早まりました。

倉田　**出会いも制限された**※※し、そもそも濃厚接触が悪、という風潮がありました。

中川　出生数は社会の価値観も影響するとはいえ、ここで死者について考えてみましょう。倉田さんはワクチンと超過死亡の関係を疑っているんですね。

倉田　でもやっぱ、超過死亡のことをＳＮＳでつぶやくと、めちゃくちゃアンチが来るじゃない。

中川　「ワクチンを疑問視するお前は、反ワクのクソ陰謀論者だ！」ってね。

倉田　言われるでしょ？　中川さんも。

中川　言われますね。

倉田　私たちクソ陰謀論者だよ。好きに言えばって思います。

中川　でもオレたちはこんな扱いをされて、なんで黙ってなくてはならないの？　超過死亡が

※　過去のデータから予測される死亡数を超える死亡のこと。殊に感染症の流行時には重要な指標となる。

※※　2022年版の「少子化社会対策白書」によれば、調査に協力した未婚者のうち約3割がコロナ以前と比べて出会いが減少したと回答している。それと比例するように婚姻数も減少傾向にあり、2023年には年間47万4717人と戦後最少を記録している。

増えているのは事実じゃないの。それでなんでオレたちが陰謀論者だと思われているの？　むしろ「マスクとワクチンと人流抑制と自粛が効く」って方が陰謀論者というか、宗教じみている。あるいはそれらを推進した人々の陰謀に加担した方が陰謀論者ではないか。だって全部効いてないいんですよ。

倉田　だんだんと気付かれているとは思うよ。ヤフコメの色合いも全く変わったから。2021年の頃は「皆で集団免疫が付いたら良いですね」みたいな肯定的なコメントしかなかったけど、今は変わったじゃない？

中川　変わりましたね。

倉田　オセロが変わるように。もう否定論ばっかりになってきた。「このワクチンヤバい」ってヤフコメレベルの人でも気付いている。ただ、ヤフコメレベルでも一般の老人たちにまで広がるかというと、なかなかそこまではいかないんだよね。実際、1700万人が7回目のワクチンを打ったじゃん。

中川　2024年春の7回目の接種について言うと確かにそれぐらい。だけど1億人が打っていないわけよ。それはやっぱり民意だよ。それで1億人が今回の秋接種を選ばなかったのだから、もうワクチンはいらないって話だ。それがすべての民意なんだな。

倉田　でも、もう何兆円もかけてワクチン買って**大量廃棄**※して、その責任は誰も取らないわけですよね。コロナのために消えたお金ってとんでもない額ですから。

中川　さらに、コロナも2023年5月8日の5類化以降、「空気」が少しずつ変わっていっ

※　NHKの報道によれば、無料接種が終了

たんですよ。6月まではしぶとく大多数がマスクを着けていましたが、暑くなりマスクを外す人が増え出した。秋には都会では60%ぐらいが外すようになり、夜の繁華街なんかでは80%ぐらいが外した。

倉田　「化粧をしないでいい」とか「ヒゲを剃らないでいい」とか色々と「着ける理由」を多くの人が述べていたけど、結局周囲が外したら外したんですよね。それと同時に色々なことがウヤムヤのうちに終わろうとしています。

中川　**「コロナの終わりはいつ？」という質問**※※に対し、さすがに「ゼロコロナになった時」と言うとバカだと思われるようになりましたが、2022年までは「特効薬ができた時」と答える人が多かったですよね。

倉田　「ワクチンを7割が2回打ってから」の時からゴールポストが動いたよね。そもそもコロナの特効薬なんてできっこないけど。そう言うと「インフルエンザには特効薬がある！」と反論されるけど、それって**タミフル**※※※でしょ。1日早く熱を下げるような効果はあっても、それは特効薬とは呼ばず「症状を和らげる」というもの。

中川　しかも日本は世界の75%のタミフルを消費しています。薬が大好きすぎるんですよ。中高時代はオレはアメリカに住んでいましたが、風邪とかインフルエンザで病院行く同級生はいなかったです。医療費が高いってのもあるけど、風邪をひいたら栄養取って休むしか対処法はない、とアメリカ人はわかっていました。

した2024年3月末時点で廃棄となったワクチンの数は2億4415万回分、金額にして6653億円に上るという。

※※　東京都が都民を対象に実施したアンケートでは、2024年2月時点でまだ43・5%の者がコロナは収束していないと回答。また、同時期に帝国データバンクが企業を対象に実施したアンケートでも、31・3%の企業がまだコロナ禍は続いていると答えている。

※※※　一時期メディアで取り沙汰されたタミフルと服用後の異常行動の関係は現在否定されているが、2023年12月15日にも徳島県の中学生が飛び降り自殺をしている。

たとえ仕事をすべて失っても……50代だからこそ言えること

中川 改めてこの本のテーマに戻りますが、オレと倉田さんはめちゃくちゃ仕事失いましたよね。

倉田 そうですね。だけどあなたも私もコロナ騒動の期間、20代でね、これから仕事を色々新しくしていかなきゃいけないっていう状況にいたとしたら、条件はもっと違ったと思うんですよね。

中川 それってどういうことですか？

倉田 つまり、私もあなたも最悪全部仕事を失ってもなんとかなる年齢だったから言いやすかった。色々なことを覚悟しやすかったのはあるんじゃないかなと思っているの。

中川 倉田さんはもし自分が20代、30代の若さだったら言わなかったかもしれないということですか？

倉田 今ぐらい言えたかどうかはわからないね。言いたいとは思っただろうけど……。それはどうだったかはわからないです。

中川 もしも自分が20代だったら、オレは言わなかったと思います。自分が20代の人間だったたら仕事が大事だから口をつぐむと思いますね。

倉田　そうか、私もそうかもしれない。

中川　オレは20代だったら金が欲しいですからね。仮に「これはおかしい！」と20代の自分が言って、年上の発注主が「ああいう反社会的発言はやめた方がいい。ウチのメディアの方針は『命が大事』だから、これ以上あの手の発言をXに書いたらちょっと仕事は危なっかしくて出せない」なんて言われていたでしょう。

だけど50代のオレは金があるから、仕事が激減してもなんとかなったと思います。幸いなことに10年以上やっている仕事も多かったので、「これまで貢献してくれていたからな……」で維持された仕事も多かったのは助かりました。たぶん倉田さんもオレも頭がおかしい２人だと思うわけです。「なんでマジメで堅実な人が多い一橋大学の先輩がこんな頭おかしいのか」ってオレは嬉しかったです。

倉田　私の場合は心強かったよね。マスコミを見回しても、こんなにはっきり「ワクチンはおかしい」「マスクはおかしい」って言う人って他にいないから。

中川　オレもくらたまさんが先輩にいて心強いと同じく思っていましたよ。四面楚歌の中、「そういや、倉田さんもこの件でオレと同じように怒ってるな。味方がいた」といつも思っていました。

倉田　お互いさまだって。だって私たちは、孤軍奮闘しなきゃならないじゃない。他の人たちは皆、発言することで失う仕事をしているわけじゃなかったの。例えば反コロナ的な発言をしているメジャーな人たちって皆、この発言をしたから仕事がなくなる人たちじゃないでしょ？
宮沢孝幸さんは確かに京大の准教授の職を失ったけど、それで本も出せたし。お医者さんたちはそれで名を売ったぐらいの人もいるからね。マスクをしないで議会に出て仕事を失った人々を除き、失ったのは私たちだけなの。

中川　マスク着用を拒否した大分県臼杵市議だった若林純一氏が、議員辞職勧告決議を受けたってのはありますね。

倉田　その後の選挙では、18議席を21人で争ったけど、最下位。前回の選挙では22人中3位だったから、どれだけマスクをしない人間が反社会的だと世間が見ていたってことだよね。あと、ピーチ航空でマスク着用を拒否して降ろされ、さらには傷害罪で逮捕された**マスパセ**※氏もいたね。彼は裁判では傷害について一貫して否定したけど、明治学院大学の講師の職を失った。

中川　若林氏やマスパセ氏もそうですが、メディア界ということを考えると、オレと倉田さんはおかしい立場だったんですよ。

伊勢（担当編集者）　そんな2人が共著を出すということに意義がありますね。

中川　本当におかしい2人だったんですよ。よく何も利益がないのにやったなって感じですね。

倉田　利益がないどころか損失しかないからね。それで「反コロナで儲けて……」なんて言われると、ふざけんなと。15年以上続けた地方局のレギュラーも切られたしね。普通ワイドショーって、ワンクール最低3か月ごとなんですが、私は8月で降ろされたんですよ。

中川　えっ？　9月ではなくて!?　コロナのせいですか？

倉田　厚労省のCMとかやってる番組だったのよ。でも、我慢できなくて番組内で言っちゃった。ディレクターにも何回か言われたんですよ。「倉田さんあまり怒ったようなことは言わないでください。穏やかな感じでお願いします」って。でも「お盆ですしね、全員がマスクをしないと、おじいちゃんおばあちゃんを危険にさらすことになっちゃいますから」みたいなクソみたいなこと言ってる医者とかが出るわけ。

その人に対して私は「本当にそうですね」って言えないもん。看過できなかったよね。一言も二言も言ってしまったよね。生放送だから編集もできないし、その月で切られました。

中川　おそらく視聴者から「こんな危険人物を出すな！」って抗議の電凸があったんじゃないですかね。さらにそいつらは番組スポンサーにも電凸し、「倉田を降ろさないとオタクの商品の不買運動をする」とかやっていたのでは。とにかく、我々2人にとってこの騒動は、何も利益はなかったですよね。

倉田　でもテレビ局の中も本当は一枚岩ではなく、飲み会では「俺はワクチンとかマスクとか反対なんだよね」と言っている人もいたんですよ。でも、そういう人でも番組作りの時には体制に従っちゃうんですよ。やっぱり局自体の方針には逆らえないんだよね。

中川　とはいっても、**名古屋のCBC**※※では反対の論陣を張っていますよね。

倉田　結局、局の方針なんです。地方ではCBCとサンテレビしかない。読売テレビの「そこまで言って委員会」とかちょっと反コロ的なものを出している番組でも、基本的な論調は「このワクチンおかしいですよね」じゃないです。あくまでも「このワクチンおかしいですよね」っ

※　本名は奥野淳也。政治学者として本文中にある通り、解雇されるまで明治学院大学の非常勤講師として教鞭を取っていた。本書ではコロナ禍の狂乱ぶりを繰り返し「魔女狩り」と評しているが、奇しくも奥野氏も地裁で有罪判決を受けた際に、この言葉を口にした。

※※　例えば夕方のニュース番組「チャント！」では21年8月からワクチン接種後の健康被害を繰り返し特集。YouTubeでもその危険性を配信するなど、メディアの中でも異例の報道姿勢を取っている。

ていう人が出ることができるというだけで。あれは討論番組だから、両方の意見を持つ人が出ても構わない。

中川　ただ、なんとなく論調は対策推進派で進み、結論もそちらになりがちだし、宮沢さんなんて、色物扱いされ、さらにはネットでは陰謀論者扱いされた。そうしたこともあり、今回の我々の本と同じ論調のテレビ局はCBCとサンテレビしかないということですね。

倉田　そう。新聞では河北新報。週刊誌は週刊新潮と週刊ポストと女性セブン。なんだか週刊誌の3つは、中川さんと絡みがあるね。あとは日経ビジネスの電子版で**上阪欣史**※さんという方が2022年夏以降積極的に、自粛や対策の批判を展開するようになりました。とはいってもそれは極少数派で、大多数のメディアは上の人の方針に下が従わなくてはならず、そのメディア全般の論調が同じになっていく。文藝春秋なんてゴリゴリのコロナ脳だったじゃない。

中川　ただ、さっきも述べたように2024年3月発売の号で、京大名誉教授の福島雅典先生の「コロナワクチン後遺症の真実」が出て、4月には「私は『反ワク』ではありません　～コロナワクチン後遺症　京大名誉教授が読者の疑問に答える《質問殺到》」という記事が出て、さらに「コロナワクチン後遺症　読者の疑問に答える」というウェビナーもやった。これはどういうことなのですかね。宗旨替えですかね？

倉田　わからないな～。何か理由があるんだろうけど。でも、こんなにもメディアの色がはっきり出たってのはコロナ禍が初めてだよね。色々なことが言えるのが週刊誌の魅力だったのに、全部そうなったから。

中川　せいぜいジャニーズべったりの週刊誌やスポーツ紙がある一方、少数の出禁をくらっているから悪口書きまくる「反ジャニーズ」の週刊誌がある程度でしたよね。

倉田　あとは徹底的に巨人を応援するスポーツ報知とか、阪神を応援するデイリースポーツとか。

「私が一番許せないのが、個人の自由を奪うこと」ワクチンを打たない自由もあるべきだった

中川　繰り返しになるけど、倉田さんがまさかこんなにコロナに対して意見を言うと思わなかった。なんでそこまで公で言ったのか気になっているんです。ここ何年間か、少人数でじっくり話す、というよりはこの騒動に疑問を持つ人でオフ会をして大人数で会うことが多かったので聞けてなかったな、と思いまして。

倉田　私が一番許せないのが、個人の自由を奪うことなんです。これは自分の生き方に通底していて、私が夫を大好きだったのも自分の自由を奪わなかったことが、すごく大きい。夫の良いところを挙げたらいっぱいあるんだけど、私の自由を何も邪魔しなかったっていうのがとても大きいの。「自由に生きる」ことを私はすごく大事にしているんです。でも、コロナ騒動前まで、

※日経ビジネス副編集長。日経ビジネスにおいて『検証：出口戦略なき日本のコロナ対策』を連載。行きすぎた規制を続ける日本のコロナ対策を批判した。

リベラルで自由を大事にしているみたいに思っていた人たちってさ、弱い人とか全体のために、自分の自由を縛られるのはむしろウェルカムだったわけでしょ？　それって、それまでの言動と全然違ったよね。

中川　普段から「入管法を改正し、外国人の拘束を禁止しろ！」とか「在日コリアンへのヘイトスピーチはやめろ！」「性の多様性を認めよ！」「学術会議を追放された人々に学問の自由を与えろ！」とかの主張をSNSでも書くし、デモもするような人々がコロナでは全然違った。我々の知り合いにもそういった人はけっこういます。

倉田　だから、「ああ、この人たちの言う自由って私の思っている自由と違うな」と思った。大事にしているものが違ったよね。元々、ワクチンにしてもマスクにしても、したい人はしたら良いという考えは私の中にあるわけですよ。それなのにコロナ関連に関する自由は許さなかった。中川さんが挙げた具体例と齟齬があるじゃない？　と聞いたら「それはそれ、これはこれ」という返事になる。

中川　高齢者の命を守る、後遺症を防ぐ、という大義名分は自由よりももっと上の大切な概念だったのでしょう。だって子どもの教育とか営業や移動の自由さえ奪うのも仕方がない、って考えですから。そしてずーっと「今だけ」「**今年の夏は特別な夏**※」とか「あと少しで光が見える」とかエサをぶら下げてゴールポストをずらし続けた。

倉田　自由の話でいえば、本来ワクチンを打つのは自由であるべきだったのよ。厚労省だって「ご検討ください」と任意であることを明言していた。それなのに職場の同調圧力とかで打たざるを得ない人がたくさんいた。でも、このワクチンに関しては、毒なのがはっきりしてきたからやめたらと思うし、そこには「**打たない自由**※※」が絶対にあるべきだったの。

中川　倉田さんは叶井さんが亡くなったこととコロナはどう総括しますか。２０２４年２月16日、56歳５か月でしたね。

倉田　あんまり関係ないかな……。うちは最期自宅で看取ったしね。だけどコロナで親の死に目に会えなかった人とかいっぱいいるじゃない。面会できなくて、そのまま火葬した後の骨壺をもらうだけ、という。恐ろしいことだなと思う。臨終に向かう最後の大事な時間を、うつしたらいけないみたいなくだらないことでね。家族との貴重な時間を奪って、最後の死に土産を取り上げたわけですよこの国は。死に目に会えなかった人はいっぱいいます。

中川　オレも本当ひどいと思いますよ。逆に、命が誕生する時、妊婦はマスクを強要されたし、**コロナ陽性だったら帝王切開**※※※をした。拒否したら「じゃあウチでは出産できません」と赤ちゃんと自分の体の安全を人質に取られた。

倉田　うちの夫は９月18日が誕生日だったんだけど、２０２３年９月の19日に退院する予定で入院していたの。うちの夫、がんの治療は手術をしてないんだけど、胆管っていうところが詰まっているから、そこを通すための手術は何回もしているの。それを９月にやって、それで18日に誕生日だから一旦外出したいと言った。彼もその時はもう末期がんで最後の誕生日になる可能性が高かったからね。最後ぐらい家族と会いたいんだけどって。そうしたら病院側は「ダメです」「コロナが流行ってますから」「外出したら病原菌もらって帰るかもしれないでしょ」

※　2020年8月14日の小池百合子都知事の記者会見中の発言。小池都知事はこの表現を用いて、お盆・夏休み期間中の旅行・帰省の自粛を呼びかけた。

※※　コロナワクチンを打たない自由を求める声は諸外国の方が根強い。とくにフランスでは大規模なデモに発展して約17万人の参加者があったという。

※※※　コロナ陽性患者が帝王切開をする必要性はWHOが明確に否定している。だが、各医療機関のリソース及び分娩管理時間の短縮という観点から、陽性患者に帝王切開を施行するケースがある。

と言われました。

２０２３年の9月です。もう5類になっているよ。5類になっているけど、この頃は「第9波」と言われていた時期で、一時外出がコロナのせいで認められなかった。だから、夫の最後の56歳の誕生日は病院で過ごすことになりましたよ。私はお見舞いには行けたけどね。でもコロナの前だったら、一時外出できたはず。最後の誕生日、彼は最悪な病室で過ごしましたよ。

中川　次元は違いますが、オレは２０２３年10月13日に上腕を骨折し、19日から入院し、20日に手術をしました。この時、面会は絶対に不可。５段階あって、「５」でした。「１」だと制限なしで「３」だと1週間に1回2名以下で15分以内、とか。それなのになぜか手術の前日、医師・看護師からの手術に関するレクチャーと同意書へのサインには妻も同席できる。手術当日も手術室の外で待っているのは構わない。でも、手術終了後は面会不可になるのです。

何か差し入れたい場合は、看護師と外で待ち合わせをし、それを看護師が入院患者に渡す。いや、患者がロビーまで行って受け取ってもいいじゃん、看護師は会えるんでしょ？　そもそも看護師だって通勤しているだろうし、遊びに行ったりするわけで、家族と条件は同じです。

倉田　夫は末期がんだからそういう扱いになったのかと思ったけど、骨折でもそうだったんだ。一律で禁止しているってことだったんだね。

中川　そうです。医療従事者は気を付けている、と言うかもしれないけど、クラスターが発生した場所ツートップは病院と高齢者施設。この事実だけで「いくら対策をしてもこのウイルスは防げない。あとは個々人の健康状態と運次第」ってならないのが意味不明。もっと言うと、病院にはコンビニもあるし、製薬会社のMRや、食事関連の業者など色々な人が外から入ってくる。なんで「面会」だけがダメなのかが本当に不明でした。そんな生活まっぴらだから、リハビリを開始した23日に「ずっとこれを1日1回やるだけですか？　もしそうだったら貴重な病床をもっと重病の人に渡したい」と言い、27日に退院しました。メシはまずいし、入院なんてまっぴらですよ。

倉田　夫は入院が嫌でさ、病院が嫌で仕方なかったみたい。がんの進行が進み、入院前は「俺、がんが末期になったら**ホスピス**※に入るわ」って言っていたの。痛い時にすぐ対応してもらいたいし、死ぬ日に家にいるのは嫌だって言っていたんですよ。それくらい入院が嫌で、最後はもうどんなにキツくても、絶対入院したくないって言って、彼は自宅で最期を過ごすことを選んだ。それぐらい病院が嫌だったのに、9月の最後の誕生日をコロナのせいで外出できませんでした。娘とも会えなかったよね。まあその翌日退院したんだけど。

でも、うちのケースはたかだか夫の最後の誕生日だったので、対策重視派からすれば「そのくらい仕方ない」と思うでしょうね。でもこの国には、最後まで家族と会えなかった人たちがいっぱいいる。彼らの大事な貴重な時間を奪いましたよ。最後の数日間って本人だけでなく、家族にとってもめちゃくちゃ濃いからね。

中川　倉田さんはそれを実感したんだもんね。

倉田　めちゃくちゃ濃い数日だよ。それを病院が許さないわけだからたまらないよ。でも、私は自宅で看取れて良かったよ。最期に夫の手を握れたもん。家だからずっと触れ合うことがで

※末期がんや難病を患う者が終末期を穏やかに過ごせるように、治療ではなく心身の苦痛症状を和らげるホスピスケア（緩和ケア）を提供する施設。

きた。でもこれが入院先だったらそうはいってないからね。5類になっても病院ってマスクをさせるし、コロナを恐れているからいまだに発熱患者を診なかったりする。これ何？　こんなことが許されるの？　本来、発熱したから病院行くって話じゃない？

中川　本来、発熱したから病院行くんだよなぁ……。そしてそこからもっとヤバい症状が発見されることもある。それなのに発熱している場合は事前に電話しろ、と言い、電話したら「家で様子を見てください」なんてことになる。強行して病院に行っても入口に門番がいて検温していて37・0℃とか37・5℃あると「お帰りください」となる。

倉田　「**発熱患者は入ってくるな**※」みたいに書いてあったりするじゃない。意味がわからないよね。今でもですよ。そういう状況がずっと続いている国ですよ。こうなってしまう理由のひとつには、あまりにも大きなお金が医療界に入りすぎたっていうのもあるよね。コロナでめちゃくちゃ入ったからさ。コロナの総対策費って300兆円で合っている？

中川　そのくらいですね。

倉田　300兆ってとんでもない額だからね。この程度の疾病のために。そんで世の中良くなったのって話。だから大阪万博とかあんまり怒る気にならないのよ。コロナがひどすぎたからね。

中川　オレもそうです。防衛費を1兆円増額する案を政府が出したら、野党も左派メディアも大騒ぎ。東京五輪を契機に作った新国立競技場はザハ・ハディド氏の案は当初1300億円でしたが、後に3000億円になることがわかり白紙撤回となった。最終的に隈研吾氏の案になり予算は1569億円に。あの時も大騒ぎしたけど、コロナ予算で金銭感覚がマヒしてしまい、五輪の予算膨張は大した額じゃないと思えるようになってしまいました。

倉田　なんだったらオリンピックもまたやればくらいに思っちゃう。「コロナに比べたら大したことないだろう」ってどれと比べてもそう思っちゃうんですよね。コロナに使った無駄金に比べたら、どれも大したことないから。

　コロナ前だったら怒っていたと思いますよ。でも、コロナで３００兆円をドブに捨てたのと比べたら、全然マシだって思っちゃう。まあ大阪万博は赤字になるだろうけど、楽しめる人がいるだけマシじゃんぐらいの感じ。土木建築業者が儲かってマシじゃん。医療界が意味なく儲かるよりマシじゃんって、２０１９年までには絶対に思わなかったことを感じるようになった。

中川　あと、子育て世帯のため、所得に応じて支援金を徴収するという制度の話もありますが、それもギャーギャー文句言ってるけど「コロナで使ったうちの１兆円でも出せば、そんなもん賄えるじゃん」と思うし、２０２２年のコロナ予備費のうち、13兆６０００億円の使途不明金がある。これをキチンと会計監査すればいいでしょ、とも思う。

倉田　まぁ、とにかく荒唐無稽な約4年間だったということです。「あの頃は仕方なかった」って言う人もいるだろうけど、「あの頃から指摘している人はいたけど、それらの指摘を社会の空気が潰してきただけ」ってこと。※

中川　日本の凋落も自業自得。２０２２年から世界は**コロナ後の特需**※※でドッカーンと所得もGDPも上がったけど、そこから1年以上は日本はコロナを恐れ続けていて、２０２４年8月には1ドル１６０円。もうインドにもＧＤＰで負ける未来が見えてきました。

※　近頃は平熱ながら抗原検査で陽性となる「熱なしコロナ」が増加しているなど、熱の有無で来院を判断する従来の基準は事実上形骸化している。

※※　GDPで見ると２０２０年のアメリカは前年比＋２・１％、ユーロ圏は前年比＋３・５％で中国は前年比＋３・０％だった。一方の日本は前年比＋１・２％と伸び悩み、実額でコロナ前の２０１９年を下回っている。

第2章

垂れ流された
トンデモ論の弊害

倉田真由美

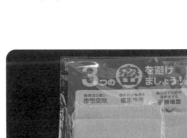

ここからは私・倉田真由美がこの約4年間考えてきたことをまとめてみます。視聴者としてテレビを見ていても、「とんでもないな」と思うことがいっぱいありました。成人式後に複数の参加者から陽性反応が出て、クラスター認定されると、「集団写真を撮るために一瞬マスクを外した時にコロナにかかった」みたいなことになる。これって、完全にトンデモですよ。個人のトンデモな感想をテレビで流すんですよ。そして「成人式はやってはいけない」ということになっていった。

「成人式には行かないで」集団ヒステリー化の序曲

ダイヤモンド・プリンセス号※に乗り込んだことで知られる神戸大学の岩田健太郎教授は、2021年1月10日にブログで「成人式には行かないで」というエントリーを投稿しました。そこには以下のような記述がありました。

〈想像してみてください。もし、みなさんのご両親やおじいさん、おばあさんが「あなたが」持ち込んだウイルスのために病気になってしまったら。それが理由で長くて苦しい重症治療を受け、場合によっては死んでしまったら。それがもし、成人式がきっかけになったものであったならば。

ぼくだったら、そんな体験をしたら悔やんでも悔やみきれないことでしょう。なにしろ「一生一度の成人式」なのです。何十年たっても、その成人式を苦い思いで振り返らねばならなくなるでしょう〉

Xでも同氏は「成人式の価値はよく存じませんが、人命を超えるほどのものではないことは容易に想像はできます」と、書いていました。

でも、成人式に参加した人の中にたまたま陽性者がいただけかもしれないし、実際のクラスター発生源はどこかの会社のオフィスや飲食店かもしれない。あるいは自宅で感染した人がそれなりの人数がいたのかもしれない。いちいちクラスター発見に血眼になり、魔女狩りをしていた。やっぱり社会が集団ヒステリー状態になってしまったんです。

私の知り合いの実家は岐阜の田舎にありましたが、テレビが煽りすぎて、村民が疑心暗鬼になりました。村の中で「誰それが感染した」という情報が拡散されて**石を投げられた**※※という話もありましたよ。帰省者がいる家には「今すぐ帰れ」とか貼り紙をされ、物理的な被害を受けた人もいます。引っ越しを余儀なくされた人もいました。このヒステリーっぷりは田舎ほどひどかったですね。都会差別はしたしさ。

挙句の果てには「コロナに感染して皆にうつしたかもしれない」って悩んだ女性がいました。本人の症状は全然大したことがなかったのですが、その30代女性は自殺しちゃったんですよ。そういう風に、社会がマスクしない人とか、コロナにかかった人を許さないみたいなのがあったから、他責思考になるし「あの時マスクをしていない不届き者がいた。あいつが感染源

※クルーズ客船ダイヤモンド・プリンセス号内で起きた感染事故では、計３７１１人の乗客・乗務員のうち７１２人が感染、そのうち13人が死亡した。また、感染拡大を防ぐため２０２０年２月３日から19日までの間、乗員たちは横浜港に停泊する船内から下船できなかった。

※※コロナ感染者が出た家が投石される嫌がらせは、噂レベルも含めれば三重県や佐賀県など全国各地で確認されている。また、リサーチ会社ゼネラルリサーチが２０２０年８月に行った調査によれば、実家に帰省した者の約２割が誹謗中傷の被害にあったという。

だ！」なんて平気でエスパーみたいなことをXでも書き込む人がいる。

日本人のマインドはいつしか「コロナになっちゃってごめんなさい」みたいなことになっていった。とはいっても、ごめんなさいで済んだ人はまだマシで、初期の頃は本当に石を投げられたり……。連日ニュースでは「○○県初の陽性者が出ました」とかやっていて、ネットではレースのように「岩手と島根が最後の砦だ」みたいな言い方をされていました。

岩手県で最初のコロナ感染者※が出た時、県内は大変だったみたいですね。その前に岩手県在住の若い男性がＬＩＮＥで父親に帰省したい旨を伝えたら「岩手1号はニュース沙汰ではすまない。絶対帰ってくるな」みたいな返事が来た。このような魔女狩りみたいなことをやると、罪がない人が死んだりとか、害されたりとかみたいなことが起きるんです。それは、テレビとかメディアが恐怖を煽り、さらには陽性者を非難するような空気を作っていったからです。

テレビには連日煽る識者だけが登場ならば、なぜに総括をしない？

メディアはリスクの可能性を伝えることこそが使命だと考えたのでしょうが、とにかく煽る専門家ばかりを登場させ、その人が煽れば煽るほど視聴率は上がっていった。そして、そのま

※岩手県で初のコロナ感染者が確認されたのは2020年7月29日のこと。それまで同県は全国で唯一、感染者がゼロだった。感染者の男性の職場には誹謗中傷を含む電話やメールが殺到したという。

※※自己増殖型mRNAワクチンのこと。体内に少量を注入する

ま軌道修正しないまま、「変異株」「後遺症」「デルタ株はすれ違ったらうつる」とか、手を替え品を替え、人々を恐怖に陥れました。メディア自身が反省しないと、また同じことをやりますよ。その報道のせいで人が死んだりしているのに、そのことに対する自己批判をマスコミがしないんです。

　さらに、まったく総括をしない。あんなに徹底的に「マスクマスク!!!!」って言ってましたよね。でも、2023年以降、マスク率は日本でも激減したし、2021年から世界各国ではマスクを外しました。マスクがなんの効果もないことに世界が気付いているわけですよ。で、2023年から2024年、日本でもマスクを外しましたが、2022年の第8波ほどの被害が出ましたか？　全然出ていません。日本って、ワクチン接種は他の先進国より遅かった。その点を「モーニングショー」の玉川徹さんらが猛烈に批判し、当時の菅義偉首相が苛立ちながら「1日100万発」を宣言し、追い上げました。

　先行したイスラエルはワクチンの弊害を理解し、3回でやめたんですよ。だって陽性者はワクチンを打っても増え続けるのです。そのデータを見れば「あっ、これ、意味ないんだな」とわかるのでは？　それなのに、日本は後発組なのに、2023年の「秋接種」で7回目を達成。そして2024年秋は最多9回目です。日本は最後までワクチンを打ち続ける国なんですよ。しかも自己増殖をする「**レプリコンワクチン**※※」を2024年10月から世界に先駆けて打とうとしています。

2024年4月からは有料※※※になりましたから、接種する人はまた減るでしょうが、結局効果

と増殖して抗体を作り続けるため、効能が長続きしないという従来のコロナワクチンが抱えていた問題を解決できる一方、重篤な疾患を発生させる危険性が指摘されている。現在レプリコンワクチンを認可するのは世界で日本のみ。開発国のアメリカ、大規模な治験を行ったベトナムにおいても認可は下っていない。

※※※全額無料であったワクチン接種は2024年10月をめどに自己負担の「定期接種」に切り替わる。助成等の活用で値段は抑え込まれる算段だが、仮に全額を自費負担すると総額で1万5300円程度になるという。なお、多くの自治体は補助金を出している。

の検証もまったくされないまま西浦博氏が「ワクチンが36万人の命を救った」と主張したことに乗っかり、ワクチンは救い神、という方向に着地させ、ウヤムヤにしようとしていますね。

今、「ワクチンは種類よりスピード」みたいなCMはしていませんが、2021年から2022年にかけ、厚労省、国は、ワクチンを打ちましょうってバンバンCMを流していましたよね。サッカーの内田篤人氏や森保一監督、青山学院大学の駅伝監督・原晋氏など、色々な有名人を出して……。

河野太郎ワクチン担当相（当時）は、若者に人気のユーチューバー・はじめしゃちょー氏と一緒に動画に出てワクチンの安全性にお墨付きを与え、はじめしゃちょー氏は最後に「僕も打ちたくなりました」と締めました。

はじめしゃちょー氏は「案件」ではない、収益化はしていないと言っていますが、普通、YouTube動画を作ったらお金は発生しますよね？　**役所の案件**※って基本的には予算ありきですから、有名人の皆さんもお金をもらっていると考えるのが自然です。あと、危ないものを勧めておいた場合、金銭授受は関係ありません。

こうした広告を作る広告会社だってお金をもらってあのようなCMを作っているわけですよ。そして国は広告枠を買って流しています。それを我々の税金でやっているわけだから、「総括しないでどうすんの？」って話なんですよね。だけどマスコミって、そういうことはしないで、「なんとなく日常に戻りましたね」みたいなことしか言っていない。というか、河野氏は動画で「感染しない」とか「アメリカで2億回打って死者はゼロ」とかワクチンがいかに優秀かばかり述べていました。

嘘の情報を出したことが問題なのに、はじめしゃちょー氏は、「お金はもらっていない」と論点の違う妙な逃げ方をしました。

こうして感染対策とワクチン接種を推進した多くの人々が逃げて行きました。世間の空気は日常に戻ったみたいになっているけど、医療現場とかマスクを強要する現場はいっぱいある。どれだけマスコミの罪が重いかということも総括してほしいですね。そこは中川さんに書いてほしいね。マスコミは本当にひどかったから。

「マスクはパンツみたいなもの」⁉ マスクを外せない日本社会

高齢者は2024年夏を経て秋になってもいまだにマスクをしていますね。高齢者は煽られたことをいつまでも直せないんですよ。だって、すっかり感染対策に懐疑的になったヤフコメなんて見ないですもの。高齢者はテレビと新聞しか見ないから、その情報で止まっているのです。となれば、事実はわからないですよね。2024年5月8日、「5類化から1年」といった特集を新聞もテレビもやりましたが、基本は「まだコロナは終わってない」「コロナ後遺症

※2024年4月23日内閣府は3200万円を支出し、ユーチューバーを起用した動画9本を作成したことを認めた。はじめしゃちょー氏は現在でも案件であったことを否定しているが、河野太郎氏との対談動画は非公開にされた。

は深刻」「マスクは他者への配慮として必要」「病院ではマスクが必要」みたいなことを述べる専門家ばかりが登場しました。

テレビと言えば、私今でも覚えていますが、「news zero」で有働由美子アナが「ワクチンを打つと狼男になるというとんでもないデマもあるんですよ」って言っていたんですよ。そういうめちゃくちゃなとんでもないデマというか妄想と、「いや、でもこのワクチン、スパイクタンパク質という臓器に蓄積するから危ないやつじゃないですか？」みたいな机上から疑う話をゴチャゴチャにして、ワクチンを疑っている人は〝**トンデモ**※〟に一括りすることをニュースで流していたんですよね。

そういうこともちゃんと総括してほしいのに、メディア自身にその自浄作用がないから、いまだに高齢者は情報が止まっているんです。さっきも言いましたが、他都道府県ナンバーの車に石を投げるみたいな出来事が地方ではいっぱいあったんです。私のイトコは田舎住まいなんだけど、祖父が亡くなった時に、葬式で他県の人と会っているからという理由で、職場から「2週間お昼ご飯を自分の車の中で食べなさい」って言われたんです。彼女は本当に2週間、お昼ご飯を自分の車の中で食べることになりました。

「2週間」に科学的根拠はないのですが、結局2週間経ったところで、皆でワチャワチャ交流できるわけでもない。他県に行ったことを恐れている人たちがいる職場だと、いつまで経っても怖がられるだけです。このような村八分みたいなことは、小さいところで起きるんです。本当に恐ろしい社会でしたよ。

学校も同じです。小学校だろうが中学校だろうが生徒は皆、マスクを強要されていました。大学は徹底的にリモートになり、入試だって**鼻マスクの受験生は失格**※※になった。その結果、子どもたちはマスクを外せなくなりました。２０２４年、小学校低学年の子はマスクをしていないけど、高学年になればなるほどマスクをしています。コロナを怖がっている子はほとんどいないんです。でも、この約4年間の生活の末、マスクで顔を隠すことが当たり前になってしまい、なかなか外せなくなっているんです。

「顔を出さなくて良い」って風潮になっていますよね。とくに女子とかは顔を見せるのが恥ずかしいみたいで。もはや下着の一部みたいになっているんですよ。２０２１年、テレビの専門家・日本医科大学の北村義浩特任教授は「マスクはパンツみたいなもの」とまで言いました。でも、少なからぬ人々の認識は北村氏の言う通りになった。

もうそういう恐ろしい社会になってしまったんですよ。そして簡単に戻らないということですよね。元に戻るには何十年もかかるのではないでしょうか？　あるいは何十年かかっても、完全に元に戻ることは無理かもしれません。

だって、マスクを常にするという習慣が、そこかしこに残ってしまっているんですよ。今は中学生が普通にマスクをしているじゃない？　中学生がマスクするなんて風景は２０１９年まではなかったです。２０１９年、イオンが従業員にマスクでの接客を禁止しました。しかしその数か月後に社会の風潮が一気に逆転し、マスクをしないことが失礼なことになってしまいました。

※その他、ワクチンに関するトンデモ陰謀論としては、「ワクチンにマイクロチップが含まれており、注入後は肌に磁石・金属がくっ付くようになる」が有名である。このようにワクチンに関する疑惑は玉石混交しており、真に検討すべき問題が今日まで埋没してしまっている。

※※指示に従わなかった受験生は成績が無効になった他、試験会場のトイレに長時間閉じこもったことによって建造物不退去容疑で現行犯逮捕されている。

そういうことをしでかした罪は大きいのに、マスコミ自身がまったく反省しないから、恐怖心を煽られるだけ煽られた側は、その恐怖心が矯正されないまま残っている。とくに高齢者なんかはそうです。だから若い人だって高齢者に対する気遣いマスクみたいな状況になっていて、スーパーだろうが高齢者施設だろうが病院だろうが高齢者がいる場所の従業員はマスクをする結果になってしまう。

「コロナに感染したら〜」「リスクが〜」って言われ、「あなたのせいでおじいちゃんおばあちゃんが亡くなったらどうするんですか？」なんて言われたら責められたくないからマスクをする、という選択をすることになります。かくして永遠にマスクは外せなくなるのです。

こうしたループがあるから、「マスクぐらい……」の話に繋がるんですよね。「命の前にはマスクぐらい我慢しなさい」となるんですよ。マスク程度で救える命なんて本当にあるの？　と思いますが。

ドイツにGDPを抜かれた日本
忖度と「圧」の相乗効果

マスクをしているか否かがエラさの象徴みたいになることはありますよね。典型的なのが総理大臣がマスクを着けずにしゃべっている時、閣僚は着けている。国会議員がしゃべっている時、後ろにいる事務方は着けている。入学式や入社式で登壇する来賓や社長は外しているけど、新入生や新入社員は着けている。

それは特別な時に限らず、普段のビジネスの時もそうです。どこかの会社を訪問する時は、よっぽどエラい人を除き、先方のルールに従わなくてはいけないな、という気持ちになります。それもしょうがないよね〜と安易に受け入れます。飲食店も結局、なかなか「マスク圧」は消えません。とくにパン屋とかケーキ屋とかはそうです。客からクレームを受けたり、お客様カードに書かれてあったらそうせざるを得ないんです。お酒を出す店はまだちょっとマシなんですが、一部のクレーマーに屈服する形で多くの店舗がまだマスクを着けています。

コロナの最盛期……ヘンな言い方ですが、２０２０年から２０２２年夏ぐらいまで、お酒を出す店も20時までとか、ありましたよね。19時55分になると皆でビールを大量に頼みまくったりして、「20時までに全部頼んでますよ！」なんてやっていた。バカみたい。

皆忘れていると思いますが、緊急事態宣言中って飲食店にすごく補助金が配られましたよね。閉めたらお金くれるから、それで**めちゃくちゃ儲かった飲食店の店主**※を何人も知っています。

もちろんそれら補助金がなかったら潰れていた店も多かったですが、普通の仕事をしている人たちからすると意味がわからないですよ。ガラガラの電車を走らせた鉄道会社からすれば、「１編成あたり50万円よこせ！」なんて言いたくなったのでは。あと、飲食店がアクリル板やら20時までの酒提供やらに積極的に協力したのは、補助金がもらえるからでしかないです

※　読売新聞の報道によれば、埼玉県には時短営業等への協力金を自家用車の購入に充てた居酒屋店主さえいるという。

よ。彼らだって緊急事態の演出に貢献しましたね。

あとは個人事業主に100万円出るという話もありましたよね。法人だったら200万円とか。しかし、**職種によっては援助を受けられなくて**※、美容師さんとかは該当しなかったらしいです。基準はお上が勝手に作った「営業を続けやすい職種には出さない」みたいな話でしょう。まぁ、髪の毛は伸びるから美容師の仕事は減らない、という理屈かもしれませんが、基準は本当によくわかりませんでした。

そういうほんの3年～4年前の話を全部、私たちは忘れちゃっていますよね。あんなにお金をめちゃくちゃ使って、その挙句極端な円安に振れて、ドイツにGDPでは抜かれ、もうすぐインドにも抜かれる。

個人事業主への補助金についても前年度より年収が下がった人が対象になっていました。本来年収なんですが、何月と何月を比較するみたいなよくわからないものだった。そういう意味がわからないルールがいっぱいあったんですよ。あと、中川さんが言ってましたが、彼は長年付き合ってるフリーランスから「この3か月、1回も仕事を出していないってことにしてもらえますか？　そうすれば補助金申請できます。そのうえで、補助金が振り込まれたらその期間のカネを後で何か月かに分けて振り込んでください」と言われたそうです。当然拒否したようですが。

ワクチンの被害申請もそうなんだけど、同居家族しか申請できないんですよね。だから一人暮らしの人は申請できない。例えばさっきも言ったけど、私は父がワクチンを3回打って死んだけど、同居していないから私は申請できない。そんな意味がわからないルールがあるの。なるべく申請をやりにくいようにしているんだよね。

税金使って一部を優遇
ＰＣＲ検査でも税金ばらまき

一方でＰＣＲにはめちゃくちゃお金を出している。とんでもない額を稼いだ病院とか、いっぱいあったじゃないですか？　**不正に補助金を受給した**※※と返還命令を出された病院もあります。でも、詐欺罪で逮捕されないんですよね。男性から１億５０００万円をむしり取る「いただき女子」みたいな女性は懲役９年、罰金８００万円の求刑がありました。

でも、ＰＣＲの不正や尾身茂氏の組織の「幽霊病床」も含めて３１１億円補助金獲得については懲役刑にはならない。なんでこんな判断が許されるんですか？

あと、ＰＣＲ検査については、とにかくお金をあげてでも検査数を増やしたい、という思惑もありましたよね。私も見ましたが、東急東横線・学芸大学前駅の検査場でＰＣＲ検査受けたら５００円もらえるというのがあった。国から多額の補助金を獲得するためには、５００円をばらまいても儲かるという話です。モラルも何もあったものじゃない。何度も言いますが、財

※　殊に性産業従事者は給付金制度の対象外とされ、関西地方の性風俗業者が職業差別を訴えた裁判でもこのような国の判断に合憲のお墨付きが与えられた。

※※　福岡県飯塚市の飯塚みつき病院がコロナ患者の病床を確保する「病床確保料」などの補助金を不正受給。８５００万円余りの返還命令が下された。

源は税金です。無料じゃないんです！

本当に意味がわからないです。こうやって一時しのぎをすることで結局業者のガス抜きにもなるし、儲かるから政府としてはＷｉｎ－Ｗｉｎかと思いきや、そもそも皆の税金だから、業者しか儲かっていないよ、という話なんです。本来使わなくても良かった税金を使って一部の人を優遇しただけだったんですよ。

しかも、「チワース」みたいな軽いノリのバイトの兄ちゃんがこれらの手続きを担当し、人材派遣会社が儲かるという謎もありました。このように、コロナの補助金により、一瞬だけ打ち出の小槌みたいになった業種はいっぱいあったんですよ。その裏には何も良い思いをしなかった多くの人、そして税金を多額払った人々の存在があったんです。

さらに、無料ＰＣＲ検査場には大行列ができたし、羽田空港には出発直前に検査できるＰＣＲセンターがありました。だけど、「あれ？　これ陽性だったらチケット買っていても飛行機に乗れないということじゃない？」ってことです。今思うと、謎でしたね。あそこで陽性が出た人は実家のお父さんお母さんから「陰性証明持ってこい」とか言われていたのかもしれませんが、陽性になったら諦めたんですかね？

私も当時はけっこう飛行機を使っていましたが、離島とか沖縄へ行く時は強制的にＰＣＲ検査を受けなきゃダメだった記憶があります。福岡と東京間の移動はマスク強要でした。私の周りにいるマスクをしたくない人たちは窓口に「**マスクを着用できない体質**※です」と事前申請していました。

ただ、私の場合は嘘をつきたくなかったから、**フェイスシールド**※※をしていたんですよ。マスクよりはまだマシですから……。マスクは私、どうしても呼吸が苦しくなるので嫌だったんです。でもフェイスシールドなんかが効くわけないでしょ？　見た目もダサいし、要はサンバイザーみたいなものだから口のところが見事に開いているんです。

感染対策をフェイスシールドでするってギャグですよ。でも、フェイスシールドを着ければ飛行機に乗って良い、というルールになっていました。本当に意味がわからないです。

そして、もう謎はどんどん混迷を深めていくのですが、いくら咳をしていても、マスクをしている人はＯＫなんですよ。別に咳をしている人を降ろせとは言わないけど、咳をせず黙っているノーマスクの人より、咳をするマスクの人の方が皆さん嫌じゃないの？　だけど咳をしない人でも、ノーマスクなら絶対飛行機に乗せてもらえなかった。日本中そんなのばかりでした。ありとあらゆる施設がそうでした。税金を使っている図書館だって美術館だってそうだし、飲食店とかも。スーパーや電車でも「他のお客様の安心のためにマスクの着用をお願いします～」なんてアナウンスが頻繁に流れる。

※　発達障害、感覚過敏、脳の障害、皮膚の病気、呼吸器の病気などが理由で、マスクを着けると肌に痛みが走ったり気分が悪くなったりする体質の者がいることについては、厚生労働省並びに各自治体も理解を呼びかけている。

※※　顔全体を覆うプラスチック製の個人用防護具。顔の表情が見えることもあって、コロナ禍でマスクの代わりに着用する者が多かった。一方で相手からの飛沫を防ぐことはできても、自分の咳やくしゃみは相手に飛ばしてしまうなど、当時から効果は疑問視されていた。

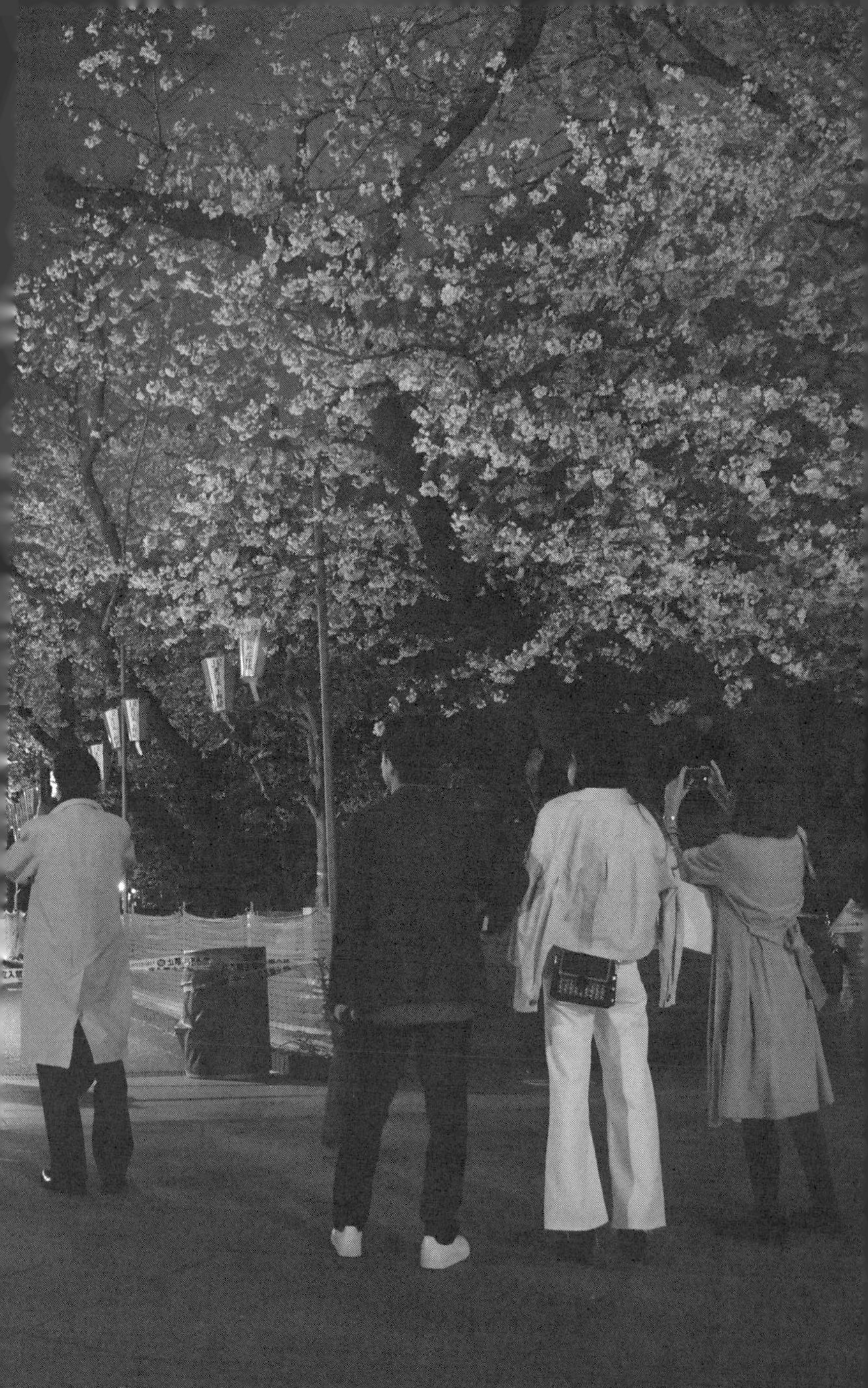

上野公園の花見も中止。立ち入り禁止の前で立ちすくむ人々。2020 年 3 月

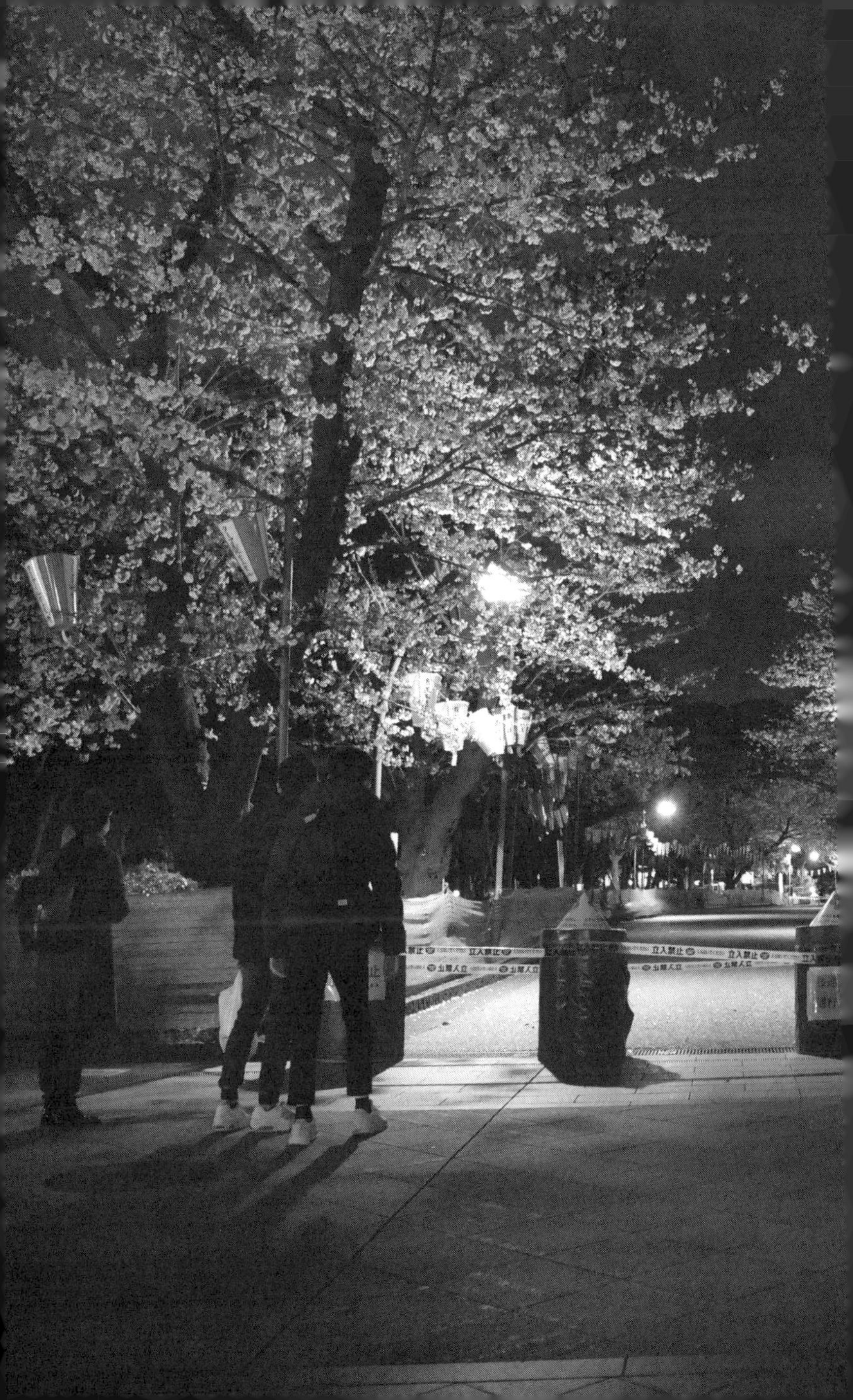
立入禁止

「酒は20時までの提供」そして、謎の言葉「黙食」の誕生

そして、謎の「黙食」という言葉が爆誕しました。要するに「黙って食え」って話なんですが、福岡のカレー屋さんが考えたものです。医者ではありません。元々グラフィックデザインをやっていた方なんですが、「黙食」と書かれたロゴを皆さんフリーで使って良いですよってやったんですよ。

そうしたら医者も後だしで「黙食」と言い出したんです。となると、そこから先はありとあらゆる業種がやり始めました。もう、大喜利ですよ。挙げます。

黙カラ（カラオケ店）
黙蒸（サウナ）
黙食（飲食店）
黙浴（入浴施設）
黙トレ（ジム）
黙煙（喫煙所）
黙買（小売店）
黙パチスロ（パチスロ店）

黙歩（プール）
黙乗（公共交通機関）
黙勉（塾）
黙待ち（行列のできる場所）

中にはオフィスに「**5黙**※」と題して「GOMOKU～5つの黙～」と補足して「黙食」「黙飲」「黙煙」「黙歯磨き」「黙化粧直し」とかもありましたね。エロい天気予報の番組では女性が男性の上に乗っかって「黙姦（SEXの時はあえがない）」なんてフリップを出していました。まぁ、これはパロディでしょうがね。

20時以降飲めなかった時も、要請に従わず営業している店はありました。そこに行った友達は「あれはめちゃくちゃ楽しかった。『あそこで飲めるらしいよ』って皆で情報共有したりしたんだよね。戦時中とか戦後の闇市みたいな感じだった！」なんて言っていました。

ただ歌舞伎町の飲める店は、缶ビール1本1000円ぐらいするほどのぼったくり価格。でも、それでも外で、誰かと飲みたい、というニーズはあったんですよね。自粛反対派の店には行列もできていたようです。時短営業に反対して、**東京都を訴えた**※※グローバルダイニング系の店は大盛況でした。

まぁ、今考えると「酒は20時までの提供」ってめちゃくちゃですよね。20時以降にウイルスって活発化するの？　ウイルスが時計を持っているとも思えず、マジで意味がわからないけど。夜の会食はダメだけど、昼は良いんかい！　って話ですよ。

※岡山商工会議所によって呼びかけられ、ピクトグラム・チラシも作成されている。このような「黙〇」という表現は自粛警察の嫌がらせの手段としても使われ、本文で紹介した「黙カラ」は嫌がらせの張り紙に書かれていた文言でもある。

※※請求は棄却されたが、東京都の営業時間短縮命令は違法との判決が下された。

結局〝やっている感〟を皆で出していた。戦時中もそうだったじゃないですか。皆でひとつのことに向かって頑張るみたいな。そして国もそれを推奨して頑張らせるみたいな。「コロナに打ち勝つ」なんて標語もありましたし、「今だけ我慢」とか知事が言ってました。

アクリル板やらビニールカーテンやら、**アマビエ**※の絵を描いたり、無駄なことでも「感染対策」の名目でやらせるんですよ。戦時中と同じです。戦時中だって鬼畜米英を倒すため、竹槍の訓練をやらされていたわけじゃないですか。竹槍で何をするでもなく、「ヤー‼」ってやっていたのですよ。「あの人は熱心に竹槍訓練する立派な愛国者。あの人は参加していない非国民！」みたいな。そういう恐ろしい全体主義が馴染みやすい国だから。これを機にコロナ騒動を皆で総括して、反省しないとダメですよ。

「良い思い出だった」⁉ 何を言ってるんですか？（怒）

コロナ騒動であったことを今こうして振り返ってきましたが、私のように関心の高い人間すら色々なことを忘れていることに気付きました。こうして書いていると、「ああ、そうだ！」みたいなことが多い。「20時以降はウイルスが活性化する、とかそういえばあったな……」となり、関連した様々なことを思い出すわけです。

そういうとんでもないことをやらせていたわけだから。「あの時は皆頑張ったよね」とか良い思い出にしちゃダメです。

あと、尾身茂さんはコロナ禍を「良い思い出だった」みたいなことを言っていましたが、子どもたちの夢を奪いましたよ。何言ってるんですか。

修学旅行も奪ったし、イベントも奪ったし。高齢者の場合だって臨終間際の人たちの時間を奪ったし。移動制限で貴重な時間を奪われたのは、子どもも大人も老人も同じなんですよ。

2022年に亡くなった私の父は移動が大好きな人で、車の助手席に母を乗せて色んなところに行っていました。でも、コロナのせいでそういうことができなくなった。車での移動って黙っていたらわからないのに、「移動するな！」と言われたらそれを守っちゃう人がいっぱいいるんです。父の晩年は寂しい数年間でしたよね。

あと、さっき岐阜の実家に帰ったら帰省した者の家に石を投げられたって知人の話を書きましたが、その前段階もありました。**移動制限**※※がされている時、彼は実家に行ったんですよ。その時は車で実家の1駅前まで行き、そこからは電車で最寄り駅まで行ったのです。というのも、車があると目立つし、絶対にその人が帰省していることがバレてはいけないから。とにかくすさまじい警戒モードだったんです。

岐阜だから、と思うかもしれませんが、福岡、といっても博多からは少し離れた場所が実家の私もまったく同じでした。福岡の民放でコメンテーターをやっていたので、毎週帰省してい

※ 江戸時代の熊本県に現れた3本足の猿のような妖怪。疫病と豊作を予言した後に「疫病が流行ったら自分の姿を書き写したものを人々に見せよ」と言って消えたという言い伝えから、コロナ禍でもアマビエを描いたイラストが流行した。

※※ あくまで移動自粛要請という法的拘束力のないものだが、本書のP72で言及されているように自粛警察による他都道府県ナンバーに対する監視が激化した。

たんですよ。私の場合は車ではないですが、親からは東京から娘が帰っているのがバレるとまずいから……、近所の人に何か言われちゃうからね……目立たないようにしてね、なんて言われたものです。田舎ほどこうした状況でした。

とくに初期の頃、東京は一番の悪者でしたね。私が祖父の**葬式**※に行けなかったのも、それが大きいです。場所は山口県の田舎なんですが、「東京から⁉」って絶対になったはず。結局私が行くと親族が困っちゃうから、行けないんですよ。皆がピリピリするし、「なんで東京者に葬式参加の許可を出したんだ」なんて親も言われるので。私の参加で迷惑を被る人が何人もいるのです。そして、私自身も差別されてしまうのは目に見えていたため、祖父の葬式には参加しませんでした。

仕事でも親戚の集まりでも「ＰＣＲ陰性でした」って言わなきゃいけないという雰囲気がありましたし、「今はわからないけど、出発の時は大丈夫でした」みたいな補足までして、「私は感染対策を徹底しています」アピールをするのが日常風景でした。

さらに「じゃあ証明出してください」みたいなことを言われたこともあり、メールの「陰性」証明を出すと「これ、もう5日前の話ですよね？　今日はどうなんですか？」なんてことさえ言われる。

「５類化」前後で何が変わった？ ウイルスは何も変わっていない！

一体2020年〜2023年5月7日までとそれ以降、ウイルスは何が違うのか？

今や日本はインバウンド需要も含め、全国各地に大勢の観光客が訪れています。地方の友人は東京のビジネスホテルの高さに仰天していますよ。コロナの頃は3000円とかが当たり前だったのに、今や1万2000円ぐらいはする。それも狭い部屋ですよ。

コロナ最盛期に北海道に行ったことがあるのですが、当時は**ホテルの割引**※※がめちゃくちゃすごかったですね。5000円の割引とかもあったため、7000円の部屋に2000円で泊まれたんですよ。さらに2〜3000円分のクーポンを渡されて、それらを使って飲食が可能でした。コンビニでも使えたんです。どんだけ補助金入れたんだ！

今とは雲泥の差ですよ。今はめちゃくちゃ高くて、当時の価格の3倍ぐらい平気でするでしょ？　でもじゃあウイルスが当時と違うのかと言うと、そんなんじゃないからね。そもそも初期の頃の強力と言われていたウイルスですら、致死率がすごく高いわけではないんですよ。エボラなみに怖がられていましたが、全然違います。でも当時は皆、コロナにかかるぐらいだったら、エボラにかかった方がマシぐらいの認識だったのではないでしょうか。それだけ恐怖のウイルス、という設定が初期の頃に植え付けられ、それがいまだに続いている。

※　コロナ禍で家族葬や通夜を行わない一日葬が台頭するなど、葬儀の少数化・簡略が進んだ。参列者に制限を設けない従来の一般葬は減少したという。

※※　その他テレワークへの活用など、宿泊という用途にとらわれない方策でコロナ禍のピンチを潜り抜けようとするホテルが現れた。また、スーパーホテルでは宿泊とオンラインの英会話学習をセットにしたプランを発売した。

２０２２年5月、吉野家が従業員はマスクをしない旨を**発表**※したらマスクを信用する人々が大騒ぎ。「唾が飛ぶような店には行きたくないです！」と吉野家不買運動を開始しましたが、あなたたち、外食やめましょうよ。家で作ればいいんですよ。

初期の頃、コロナ陽性になった方は気の毒でした。東京で最初に発症したのは武漢から帰ってきた中国人男性でしたが、日本人では屋台船で新年会をしたタクシー運転手さんでした。タクシーの組合が新年会を東京湾の**屋形船でやった**※※んですね。そこから報道が過熱して、毎日のように7時のニュースで全国の感染者数が報道されるようになりました。

これもたぶん日本が世界で最後までやっていましたね。２０２３年5月7日、「5類化」の前日までやっていた記憶があります。発表されるのが15時45分で、日テレのニュース番組で藤井貴彦アナが人数を発表し、一部からは「藤井速報」なんて言われていました。

それでキャスターが手書きで「今日は85人でした」みたいに書いて一喜一憂する。それで毎日病床数が逼迫しますなんちゃらって警告を与える。「もう、いい加減にしろよ！」って話でしたよ。それを何年も繰り返したんです。あれだけ毎日やっていたことを、皆もう忘れかけているじゃないですか。コロナ、なくなっていないのに。だから本当、メディアのしでかした罪は大きいと思います。

私はメディア界隈の知人は多いですが、多くの人がコロナ陽性になりました。陽性になっていない人、そんなにいないですよ。２０２２年4月、知人の妻が陽性になったら隔離するため、行政がわざわざ迎えに来た。彼は「送られていく時の気分はドナドナでした」なんて言っ

※ 東京都内の吉野家某店に掲示された「当店の従業員はマスク

ていたけど、平気で家族を引き離すようなことをやっていたんです。彼女が連れていかれたのは、立川の方の自動車会社跡地に残ったプレハブです。ここに隔離されました。彼にとってその光景は衝撃だったようです。強制収容所に送られたような感覚を抱いたそうです。隔離期間は1週間ぐらいで、彼の子どもも母親の濃厚接触者である、ということで学校に行けなくなったんですよ。子どもは元気でしたし、そもそも子どもって本当に軽症なのは初期段階でもうわかっていたのに、ズルズルと対策と隔離を続け、「濃厚狩り」でゼロコロナの夢を専門家とメディアは追求しようとした。

そしてその子は3か月後に発症しましたが、症状はまったくない。彼だってその子とずっと一緒にいたけど発症せず。熱も何も出ないですが、メディアは「人生で一番キツかった」とか「ただの風邪なワケがない」なんて言う人ばかり出演させる。

本当に症状なんて人によりけりなのに、一律に「コロナは怖い」ということにされた。当然ひどい症状の人もいるでしょうが、インフルとかも本当にひどい症状の人はいるんですよ。結局従来の感染症と同じなんですよね。体調だったり年齢だったり。若いほど軽症だという傾向は高いし、それはインフルでも**RSウイルス**※※※でもなんでもそういうものなんです。インフルエンザって毎年子どもが何十人も死んでいましたけど、コロナってほとんど死にませんから。

症状の後は後遺症に話が移り「だからコロナはナメてはいけない」という方向に専門家とメディアは持っていきました。ただ、ニュースを見ていると、味覚異常とかについては本当なのかなと思いますよね。ただ治った人もたくさんいるし、インフルでも味覚異常になる人はなる

を外して業務を行う」という旨の張り紙がSNSを中心に物議をかもす。騒動になると、「マスクの着用の有無は従業員個人の主体的な選択と判断に委ねる」と吉野家の方針は一転した。

※※
約70名が参加した個人タクシー組合支部の新年会で、タクシー運転手という職業を悪と見なす風潮が強まった他、屋形船の運営会社に誹謗中傷の電話・手紙が送られる事態になった。

※※※
感染すると基本的には発熱や鼻汁など軽度の風邪のような症状が出るだけだが、重症すると気管支炎や肺炎の症状が出ることもある。2歳までにほとんどの子どもが感染すると言われている。

ものなんです。

だいたいさ、感染症に感染しないで一生を送るなんて無理なんです。コロナ騒動を最初から馬鹿馬鹿しいとわかっているお医者さんと話したのですが、その人は「コロナ前にインフルエンザの患者が来たら喜んでうつしてもらっていた」って言ってました。かかっていた方が色々な免疫が鍛えられて自分にとっては良いことと考えていたんだそう。だからこそ、なるべくインフルを含めた病原菌には、「薄く常に」**曝露**※したいと言ってました。

なにせ、まったくの〝無菌室〟で生きてきた人って、ちょっとしたウイルスでものすごい症状になったりするじゃないですか。結局うっすら曝露されながら、時々は発症したりしながら免疫って鍛えられていくわけです。そういう当たり前のことが、まったく当たり前でなくなったのがコロナでした。

誰が一番儲けたのか？医療と医者とカネ

でも一番大きかったのはお金だと思いますよ。お金の影響で医者がそういう風に方向転換した形跡はすごくあるから。だって儲かりすぎるんですよ。病床を作ったら1日1万6000円から43万6000円の補助金が出たりしたわけです。尾身さんが理事長を務めていた病院グループのJCHO（地域医療機能推進機構）なんて、311億円の補助金もらって「幽霊病床」があったそうですね。

赤字だった病院が2020年以降は黒字化するなど、医療界に流れたお金が大きすぎる。2020年の国家予算が102兆6580億円なのに、コロナ対策費に77兆円を使った。これって東日本大震災のために10年間で使った32兆円を大幅に上回る金額なんです。

Xで「〝もう一度コロナ来てくれ！〟ってうちの院長が言っていた」みたいなポストも見ました。そして、この騒動に乗じて、たくさんの医者がテレビに出て「スター」になりました。毎度同じようなメンバーが出ては、皆煽りに煽る……。「恐ろしい病気なんで……」「皆さんの頑張りが必要」「まだ油断はできない」って言い続け、騒動をまったく終わらせようとしない。

これは検査利権もあると思いますが、「**にしたんクリニック**※※」が一時期すごくPCRの広告を出していましたよね。この事業で儲かったのもあってか、香川真司選手が所属するベルギーのサッカーチームのユニフォームのメインスポンサーになった。社長はテレビで30億円の大豪邸を披露した。

PCRで大長者になったんですよ。あそこは元々まったく違う仕事をしていたんですよね。Wi-Fiか何かの。まったく違うことをやっていたのに、「あっ！　これ儲かる！」でいきなりPCRを始めて、がっつり儲けたの。先見の明がある人は、国がコロナにめちゃくちゃ金を出すことを嗅ぎつけて、グワッと一気に乗っかりましたよね。なにしろ、無料PCR検査につ

※　2021年10月11日の段階で倉田はコロナウイルスに曝露して免疫を獲得する方法を提案している。「昔、水痘に罹った子をわざわざ訪ねて自分の子にうつし免疫を獲得させることは普通にあった。『軽症ですむ子どものうちに罹ってしまう』って、病気によっては最高の解決法なんじゃないのか。」とXに投稿。

※※　医療脱毛やダイエット注射など美容医療を専門とするクリニックだが、コロナ禍でPCR検査の事業を開始。本文中で言及されている通り、ベルギーのサッカーチームのスポンサーを務められるまで利益を上げた。

いては「500円の商品券をあげます。何回受けてもいいです」なんてやる業者もいたほどですからね。

本当にコロナを利用してカネ儲けをする人々が多すぎました。アクリル板を作る会社が売れに売れたお陰でテレビCMをやるようになったり、シャープみたいにマスクにいち早く参入したりとか。今でも様々な企業へ行くと、アクリル板が残っていますよね。使っていないから隅に寄せていますけど、それなりに高い値段がしたから捨てられないらしいです。あと、飲食店の人からは、補助金の条件がアクリル板の設置だったため、一定期間は捨てられないという話も聞きました。

一般人も同じような動きをして、マスクをドラッグストアに行列して買い求め、メルカリで超高値で売り、それが**飛ぶように売れた**。※ 100円ショップで1パック買えていたのが、2020年の3月には3000円とか5000円になりました。それでも命を守るためには安いもの！ とばかりに人々はマスクに群がった。挙句の果てには路上でも、マスクと関係ない小売店でも、キッチンカーみたいなところでもマスクを売っていました。「マスク入荷しました」なんてPOPまで作って。

そして、それぞれの店で値段が違うから、情報交換をしていた。「やっと3000円で手に入れられたよ！」「えっ、アソコでは2000円だったよ！」「やられた……。そっち行けば良かった」「でももう売り切れてるんじゃないかな」みたいな。こりゃすごい時代ですよ……。

田舎に住む母親から定期便で手作りマスクが送られてきたりするのも「親の愛情」的に扱わ

れていましたね。アベノマスクも含め、布マスクは効果がない、なんて言われ方をしましたが、不織布マスクだって効果ないんですよ。でも、布で作った手作りマスクの方が呼吸の阻害感がマシ。「どっちか着けろ」と言われたら、迷わず私は布を着けます。あくまでもサービスを受けるため、移動するためには顔を隠せばいい、という通行手形になっていたんです。

　アベノマスクといえば、４４３億円の予算をかけ、８０００万枚に相当する１１３億円が配られないまま終わった。しかも、不良品も多かったし、なんか山の中にある**プレハブ小屋の会社**※※が業務を受注した。国と繋がった企業はそういうおいしい思いができるんですよね。何かがあった時に自分のところに発注してもらえたりするものなんです。結局、国と繋がったインフルエンサーって、国のことを悪く言わなくなるものですよ。ワクチンを推奨してワクチン打たない仕事仲間を切った堀江貴文さんは、ロケット事業で国から補助金を出してもらっています。堀江さんは「事業請負」であり、補助金ではない、と２０２０年にポストしていましたが。そういった形で、発言力のある人ほど国の政策に対し異論を挟まず、推進に協力した。

※　転売ヤーによる行きすぎたマスクの高額転売は問題視され、政令で禁止されるまでの事態に発展。また、マスクが市場に流通するようになった後も、メルカリでは2022年8月11日まで衛生マスクの出品が制限されていた。

※※　福島県福島市にある株式会社ユースビオ。主業務は木質ペレットの輸出入で、ベトナムのマスク製造工場に繋がりがあったそうだが、なぜマスクの納入業者に選ばれたかなど謎が多い。

「ワクチンのことを言うと危ない」陰謀論ではなくお金が絡む問題だから

その点で言うと、インフルエンサーとして私や中川さんは全然大したことがないですよ。でも、そうは言っても、私たちは影響力が少ないからこそ、好きなことが言えたんだと思う。仕事を失うぐらいしか影響はなかった。逆にもっと影響力がある人だったら、もっとヤバかったと思いますよ。たとえばXで100万人クラスのフォロワーがいるようなインフルエンサーだと、大げさではなく命の危険があったかもしれないですよね。

「買収できないなら、そっちに……」なんて考える人が出てきてもおかしくない。暗殺というと「陰謀論ダー！」と言う人はいますが、めちゃくちゃ高額なお金が絡んでいるんで、普通にあり得る話ですよ。海外では暗殺なんてよくあることだし、陰謀とかではなくお金の問題なので、それは日本でもあり得たと思います。

私は「自分はXのフォロワーが数万人程度だから好きに言えているんだろうな」って前から思っています。10倍のフォロワーがいたらたぶん言えないですよ……。どこかから、もっと圧力があったと思います。

「あなたの影響力を考えて発言しないと大変なことになりますよ」なんて言ってくる人がいたりしてね。でも数万人程度なので、アンチの人がワーって炎上させるぐらいで済んでいるんですよね。仕事先に電話攻撃をされたことはありますが、それでもその程度です。もしも私がもっとすごい人だったら、やっぱり危なかったと思います。あまりにも巨額のお金が入り込みすぎている状況でしたから。

そういう圧力って、すごい人の周囲にいるとやっぱり感じるものなんですよ。テレビのコメンテーターをしている有名な女性が２０２１年に言っていましたよ。

「ワクチンのことを言うと危ないんで、やっぱりちょっと言えないよね」

でも、彼女は特定の組織から何かを言われるわけではなく、漠然とした圧力を感じていたようなんです。ただ、ダウンタウンの松本人志さんが8年前の「性加害疑惑」で文春砲を喰らった時に「**反ワク的発言**※」をしたから」みたいな意見があったことについては、違うように思います。陰謀論者って、マスコミが一枚岩になっているというイメージをどうしても持ちがちですが、そんなわけがない。マスコミにも色んな人がいるんですよ。まあ、とにかく私とか中川さん程度の影響力だったら、もう「呼ばない」とか「仕事を切る」とかで十分なんですよ。

その時、中川さんは「コロナを軽く見すぎている、と知らされた」と言ったけど、私は特に理由は告げられませんでした。テレビコメンテーターの場合、番組終了後に「すいませんが今回で終わりです」みたいな感じで、自然に「あなたに代わるイキの良い新人を入れたいです」的な感じで言ってくる。でも、やっぱりなぜこんなことをそのタイミングで言うかはわかりますよ。いわゆる「クール」とは関係なく時期が不自然だったり、前々から少しずつ「匂わせ」のようにそういうようなことは言われていたりするからね。

※松本氏は自身の番組「ワイドナショー」で、コロナ予備費のうち使途不明の11億円に疑問を呈した他、子どもへのコロナワクチン接種を狂気の沙汰と評している。

福岡で15年以上レギュラーでやっていた情報番組をある日突然切られた。あと、ネットでやっていた連載もひとつ切られましたけど、それははっきり理由を言われましたね。コロナとワクチンとマスクを含めた感染対策に疑義を呈する人間は使えないということ。

まあ、そういうことも覚悟のうえで言っているから、今となってはどうでもいいですが。世論とか社会の流れに逆らうことはマスコミ界では損しかないんですよ。世間の風潮の逆に張って、ワクチンの害を問うみたいな本を出すとかだったら別ですが、私と中川さんは医者でも医療ジャーナリストでもないです。「お前らの専門分野じゃないからそんな本出せるか！」となる。だから、そういうことはできなかったですよね。今回みたいにあくまでも「異常だった社会を振り返る」しか私たちにはできないのです。

元々医療系のモノカキだった人による反ワクの本は売れているみたいですが、医療ジャーナリストとしての専門分野があった鳥集徹さんとかは別格のレアケースですよ。だけどワクチンを推奨していた医者とか、ワクチンを打っていた医者、医療施設と比べたら、鳥集さんだって懐に入る額が違います。コロナ脳は「印税や講演会で稼ぎやがって！」とか言うかもしれないけど、両方とも大したことないですよ。

1000円の新書が1冊売れたら100円。2万部売れて200万円。でも、今のご時世ではたいてい、そこまで売れません。5000部前後スタートが普通です。講演会だって、会場費等必要経費と他の出演者のギャラも鑑みればせいぜい1万円～10万円です。2万円ぐらいが多いかな……。

でもワクチンバイトでは、医者の場合は**日給18万円**※という報道もありましたね。医者がワクチンを打つバイトはとんでもなく儲かるんですよ。看護師が打つ場合も日給5〜6万が普通にあったみたいですよ。日給でそれだけもらえるなら行きますよね？　ごく少数、「自分はできません」という心ある人はいたみたいだけど、大概の人はやりますよ。

だって、普段は日当1万2000円とかで働いている人の4〜5日分を1日で稼げるんですよ。「自分も家族も打っていないけど、人には打つ」医者もいっぱいいたと聞いています。打つこと自体は違法ではないから、「厚労省が推奨するから」という大義名分のもと、打ちまくることができるわけです。私の知り合いの知り合いの開業医はワクチンでとんでもなく儲けて、お金があまってしょうがないので、外車買ったり時計買ったりしていました。

あと、**自分と家族には打たない医者**※※の中には、「このワクチンには個人的には反対しているけど、打ってほしい人には打つに決まっているじゃないですか」みたいなことを言う人もいました。

あくまでも、「ニーズには応える」「客の要望には従う」ということですね。一方、いわゆる「反ワク」の人の中にもそういうスタンスの人もいる。お金が絡むとおかしなことになっちゃうということですよね。お金が歪めた正義みたいなものが、お金が絡んでいない人も巻き込んでおかしな社会を作ってしまったんです。

テレビとか新聞がなかったら平和な国のままだったんでしょうね。だってそんなに死んでいないじゃん。コロナが入って来た2020年って、そんなに人が死んでいないんですよね。超

※　ここまで日給が高額化する理由のひとつとして、自治体が高齢者へのワクチン接種を期日までに終わらせるために医者を奪い合ったことが挙げられる。一方で医者が多い東京では応募が殺到するなど、自治体とのマッチングが上手くいかないケースが散見された。

※※　ケアネットが実施した調査によれば、アンケートに協力した医者の41パーセントが2024年秋から始まる定期接種をする予定はないと回答している。

過死亡はマイナス9000人、むしろ例年より死者が少なかった。2021年からは超過死亡が増えまくって2023年までの3年間は60万人とも言われました。まぁ、何が理由かは言いませんし、私にはわかりませんが。

「隠れコロナのせいだ!」!? コロナ危機、茶番性を振り返る

コロナ騒動の最盛期、近所の病院にもPCR検査をする掘っ立て小屋みたいなのを作っていましたね。スタッフは皆防護服を着ているんですよ。防護服を着てコロナ患者を診ている様子をテレビは散々流し続けました。「イメージ」なんて注意書きもあったりして。でも、それを見たら、とんでもない病気だと思いますよね。こうしたイメージ映像にほぼすべての国民が恐怖したわけです。中には「防護服を着て作業をする人を撮影する不織布マスクだけを着けたカメラマン」なんて絵面もありましたよね。結局、初期の中国・武漢の映像が恐怖映像として、人々の心に入り込んだ。なにしろ、突然バタッと人が倒れるんですよ。さらには、遺体が多すぎて墓が間に合わず、大量の遺体を一箇所に埋めるアメリカの映像とかも人々を恐怖に陥れた。

中国の都市伝説ですが、**遺体袋が実は動いていた**※という話もあります。やっぱり煽るための

舞台作りをマスコミはかなりしていたと私は思いますよ。どうせ「陰謀論者ガー！」とか言われるでしょうが。

　こうしたこともあり、私たちの同業者も影響を受けました。中でも人に接することが必須なカメラマンはそうですよね。ライターだったら、リモートワークということでＺｏｏｍが有効活用され、今でもＺｏｏｍでやっていけている人が多い。

　ライターだったらむしろ移動時間がないからＺｏｏｍは便利ですが、カメラマンは現場に行かないとどうしようもないですよね……。カメラマンって、人に会わないとダメな仕事、しかも人数が少ない職種の方って、めちゃくちゃ苦労したよね。私の知り合いのスタイリストの方も苦労しました。補助金もロクに出ないしね。そういうところは人数も少ないから無視されたまんまだったんですよ。一方医療業界は「数の力」があったから言い分を聞いてもらえたし、補助金ももらえた。

　そうした状況を経て、実際自殺者はコロナのせいでめちゃくちゃ**増えました**※※。子どもと女性の自殺者もめちゃくちゃ増えたんです。

　でも、煽る医者たちは自殺で人が死ぬことはスルーだからね。「人の命が大事」とか言って、よくそんな平気な顔をして自殺をスルーできるなって思う。２０２０年12月、「モーニングショー」で玉川徹さんは「コロナ自粛と自殺の因果関係は不明」と言ったんですよ。２０２０年の段階ですでに「今年は子ども・若者・女性の自殺が多い」といった指摘はあったのに、頑なに自粛や感染対策の影響は無視した。

※これは都市伝説の類ではなく、２０２２年５月１日、上海の高齢者養護施設で存命の高齢者が遺体袋に詰められて葬儀場に搬送された事件が発生している。この際、まさに遺体袋が動いていることを葬儀場の職員が発見したことで、大惨事は未然に防がれた。

※※横浜市立大学附属病院化学療法センターの研究によれば、コロナ禍では10歳から24歳の女児・女性の自殺率が顕著に増加したという。その理由として、直接会話する機会の喪失、また女性は非正規で働いているケースが多く、失業などで経済的に困窮したからではないかと考えられる。

6か月あたりの自殺件数

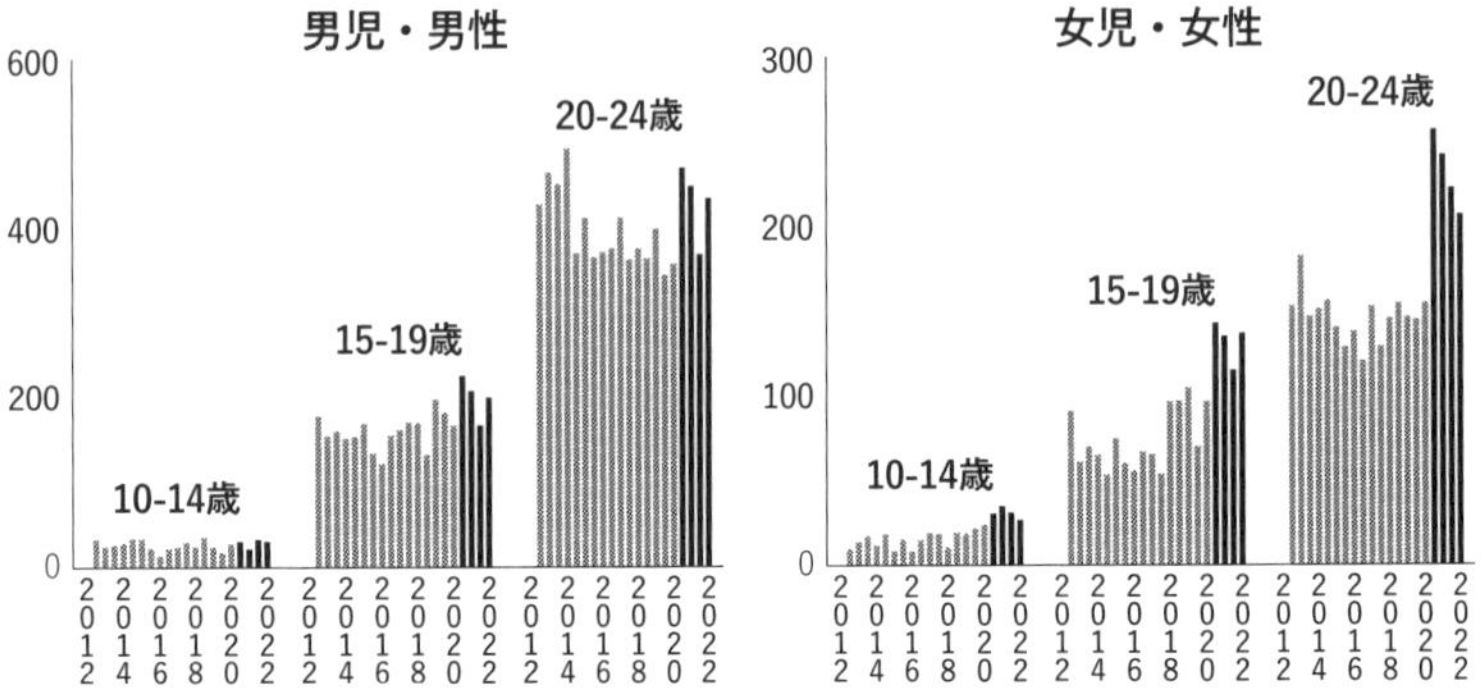

2012年7月～2022年6月までの自殺者数の推移をあらわしたグラフ。黒い部分は新型コロナ騒動の間の自殺者数の推移。横浜市立大学附属病院化学療法センター堀田信之センター長と慶應義塾大学医学部精神・神経科学教室森口翔共同研究員の共同研究グループが、厚生労働省の死亡統計データを用いて解析し、10歳から24歳の女児・女性の自殺数が増加していることが確認された（横浜市立大学HP掲載グラフをもとに作図）

結局ワクチンによる死亡者も、２０２４年9月の段階で８４０人くらい国に認められましたよね。今後さらに増えると思いますが、ワクチンで８４０人亡くなるって異常な数だけどマスコミでは報道すらしないし、いまだに打っています。さすがに有料になりましたが。

８４０人という数がいかに異常か、今までのワクチンの累積に比べて、コロナワクチンによる障害の認定数って桁違いに多いのに、それも報道しないままですよ。

一方、ワクチンのせいだって気付いていない人もたくさんいるわけですよ。うちの父だってそうだったし、うちの母の**円形脱毛症**※だって、今までの人生で一度もなったことがないのに、ワクチンを2回打った後になった。**謎の子宮痛**※※に苦しんでいる女友達もいる。でも、ワクチンが原因かどうかわからないんですよ。本当に特殊な検査をしないとわからない。この本の編集者の知り合いの父親も、ワクチンを打った直後に亡くなりました。ワクチンを打つまでは元気だったんですよ。だけど結局解剖とか詳しい検証をしないからわからないし、家族だってまさかワクチンが原因だとは思っていない。だって政治家も専門家もメディアも「ワクチンは安全安心」「ワクチンはメリットがデメリットを上回る」と言い続けたから、疑う余地すら持っていないんです。

２０２３年～24年、高齢者とはまだいえない芸能人もすごく亡くなっています。ＢＵＣＫ-ＴＩＣＫの櫻井敦司さんは57歳、Ｘ ＪＡＰＡＮのベーシスト・ＨＥＡＴＨさんは55歳、ＫＡＮさんは61歳、笑福亭笑瓶さんは66歳。ワクチンの影響を疑ってしまう。しかし、それを言うと陰謀論だって言われるんですよ。実際はどれぐらい増えているかがわからないです。鳥山明さんは64歳でしたが、彼に関してもそういうことを言っている人がいる。とはいえ、結局接種回数別で罹患率や重症化率、死亡率とかを調査しなくてはいけないんですが、厚労省がやらないから本当のことはわからないです。

そんなわけで、今は総死亡数で見るしかないんですよ。でも、そうすると「コロナのせいだ！」とか、「隠れコロナのせいだ！」とかアホなことを言う人も多いんだけど。でも、このアホな歴史を私たちがちゃんと残していかないとダメなんです。

※　ワクチンとの因果関係はまだ明らかになっていないが、コロナ後遺症としての円形脱毛症は確認されている。また、某育毛剤メーカーではコロナ禍で女性用育毛剤の売り上げが70％増加した。

※※　倉田の友人だけではなく、ワクチン接種後に子宮痛や子宮からの出血という症状が出た女性が少数ながら確認されている。

「ワクチンは正義だ」「コロナは怖いんだ」2024年になっても狂人扱いされる私たち

まさか2024年になっても、我々が狂人扱いされていることには驚きますよ。しかし、一時期よりはかなり減りました。でも、ワクチンが**薬害**※だったことは正式に認められていないから、超少数派である私たちは相変わらず狂人扱いです。結局どこかの国で認められるしかないんですよ。何百人死んだところで、日本が独自で認めるってことはあり得ません。海外がまず認め、その後重い腰を上げて日本でも認められない限り、「ワクチンは正義だ」「コロナは怖いんだ」って言い続ける人はいるでしょうね。

コロナで名を上げたり、お金を稼いだりした人たち、さらには厚労省や全国各地の自治体でワクチン政策を主導した人々が引退したり、死んだりして、時間がある程度経たないと、正式に色んなことが認められていくことはないでしょう。やっぱり忖度されちゃうんで。これまでの薬害だって数十年かかってようやく認められたものばかりですからね。

コロナがそこまで恐ろしいウイルスではないことに気付いている人はいっぱいいると思いますけどね。だけど、たとえば尾身さんがいる限り、その下の人間がそれを言えないとかは当然あります。

それは尾身さんに限らず、コロナで名を上げた人たちが消えていかないと難しいかもしれま

※2024年4月17日、ワクチンの後遺症で亡くなった疑いがある人々の遺族が、「副反応などのマイナス情報を広報せずに被害を広げた」として

せん。だから２０２５年になっても、私たちが異常者扱いされる事態はまだ続くでしょうね。どこか他国で「コロナは大したことがなかった！」と認められない限りは……。

アメリカとかで認められるのが一番良いのですが。だけど大統領が**トランプ**※※氏になったところで、彼もワクチンを推進しちゃっていたから、今更自分の失策を認めないだろうし……難しいよね。まったく新しい人が出て来ない限り。もう皆、その恩恵にあずかっているからこの空気感は変えられない。

トランプ氏がコロナにかかった時、数日で退院し、復帰する様子を動画で配信した。ヘリコプターで飛んできて、そこから元気な姿を見せて「頼れるリーダー像」を見事に演出しました。あの時彼は74歳でしたが、結局大したことないと自分が体現しているんですよ。**バイデン**※※※氏だって4回ぐらいかかっているでしょ？　大したことがないって、自分で体現しちゃっている。岸田さんだって2回かかったし、4回目のワクチン接種後に感染した。

それで平気な顔をして国務についているわけです。復帰後のコメントは「ワクチンを打っていたからこの程度で済んだ」って！　「いやいやこのウイルスは弱い人には恐ろしいウイルスです」なんてことも言いましたが、いやいや大多数のウイルスもそうです！　風邪ウイルスだって、それで死ぬことがあるんです。インフルだって年間1万人ぐらい毎年死んでいましたからね。コロナ前の日本のことを皆で忘れているからね。

「病院ではマスク当たり前でしたよ？」みたいなことを言う人もいるけど、いや医者もマスクしていなかったよ？　２０１９年までは確かにしていませんでした。コロナが関わると歴史改

国を提訴した。また、アメリカ・テキサス州も2023年11月30日「ワクチンの有効性の説明に誤りがあった」としてファイザー社を提訴した。少しずつだが、ワクチンの孕んでいた危険性を糾弾する風潮が強まっている。

※※
トランプ氏は支持者にワクチン接種を推奨した他、2020年の大統領選の後もワクチン開発を自らの政権の成果だったと強調した。

※※※
バイデン氏は大統領就任直後にアメリカ国民に対するコロナワクチンの義務化を否定した一方で、2021年11月から空路でアメリカに訪れる外国籍の成人に対してはワクチン接種を義務化した。

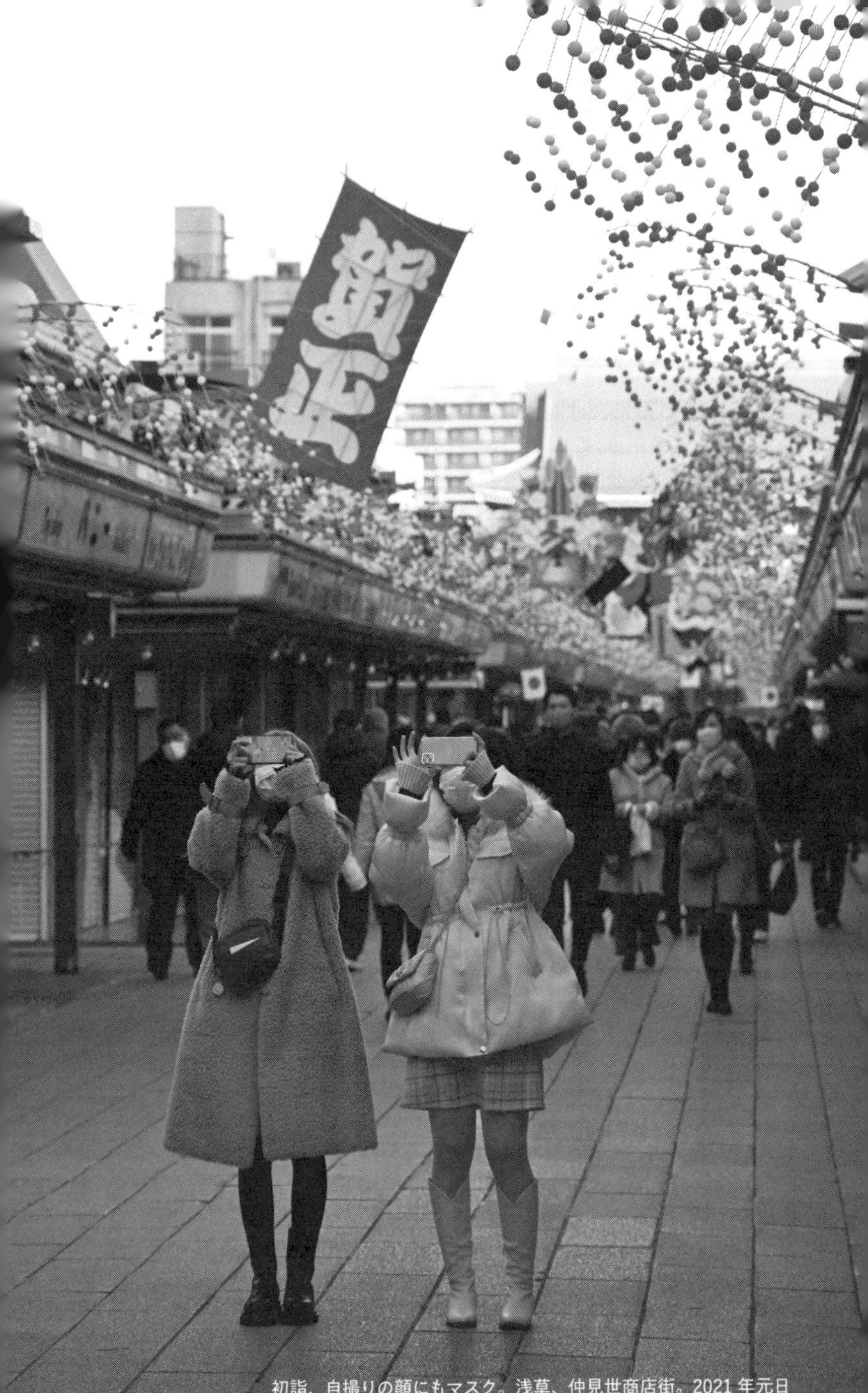

初詣、自撮りの顔にもマスク。浅草、仲見世商店街。2021 年元日

ざんが次々と起こるのです。

コロナ前にマスクをしていた人たちは花粉症の人や、喉を痛めたくないミュージシャン、顔を隠したい芸能人などごく一部。あとは韓流スターが着ける黒いマスクを「カッコイイ！」みたいに影響されて着けた人々だったように記憶しています。花粉症の人は2月とか3月にマスクをしていたけど、さすがに夏になってもする人はいなかったです。皆さん記憶を改ざんしているんです。

しかも、コロナでマスクのバリエーションも豊富になりました。それ以前は花粉対策として、鼻のところにスポンジが付いたものぐらいだったのが、ウレタンだったり先が尖ったマスクだったり、タコ焼きを入れる器みたいなヤツとか、「**笑顔のように見えるマスク**※」とか、色々な発明がされましたね。

〝コロナ発明〟についてはこの本でも後でまとめておきますね。リレーの時に子どもたちが近付きすぎないように2メートルのバトンでリレーをするとか。エレベーターのボタン押しのための綿棒設置とか色々あったのを忘れたくないよね。あとは「指の第二関節で押してください」みたいなのもありました。

※東京都上野の総合ディスカウント店「多慶屋」の従業員たちが装着していたマスク。顔の半面を覆う大きなマスクに笑う口元がプリントされており、その異様な見た目は海外でも話題を呼んだ。

第3章

全体主義を煽った知事と医師

倉田真由美
中川淳一郎

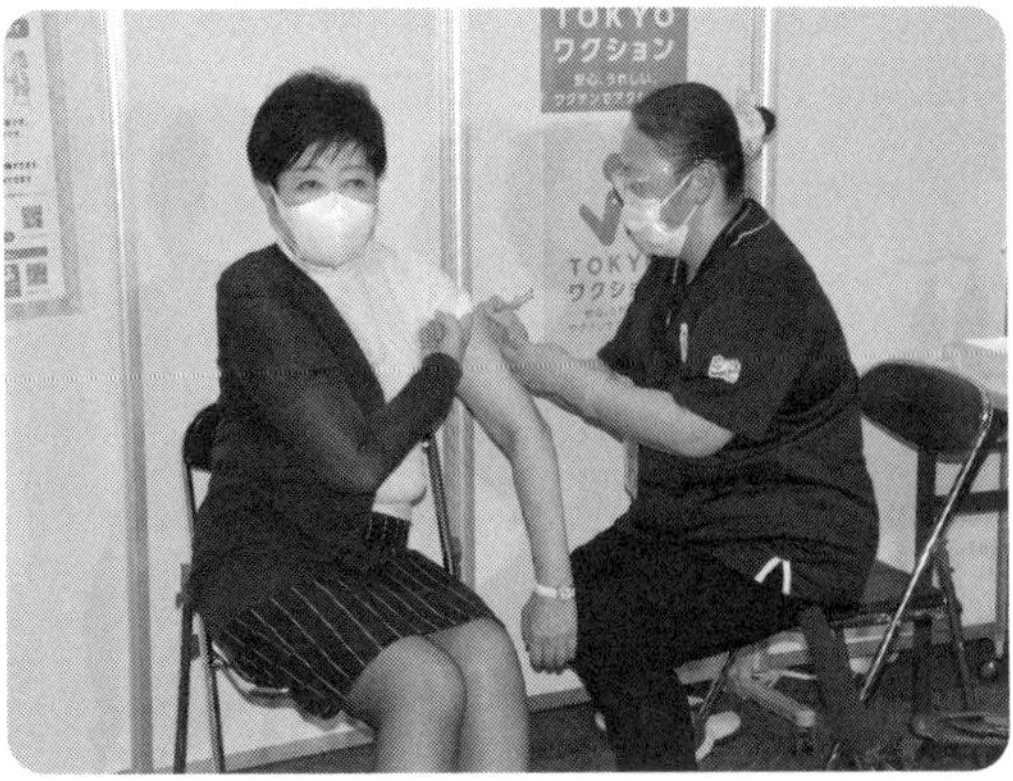

コロナ禍はある意味で全国の都道府県知事にとってボーナスタイムだったのかもしれない。コロナ対策について勇ましい発言をするほど、彼らの株は上がり続けた。また、専門家の中にも岡田晴恵氏のようにタレント化に成功した者が現れた。が、彼らが利益を享受するのと同時に、日本には全体主義的な空気感がまん延。恐ろしいことに本来全体主義に抗するはずのリベラルな者たちもそれに追随した。ここではコロナ禍で起きたパラダイムシフトの一端を覗いてみよう。

テーマソングは『アルマゲドン』突然脚光を浴びた存在――知事連中

倉田　コロナ騒動では、知事たちがひどかったよね。『アルマゲドン』のエンディングソングが頭の中で流れているんじゃないかと思うぐらい、勇ましいことを言うほどもてはやされるみたいな。

中川　コロナについて何か発言をすると、Ｙａｈｏｏ！ニュースで全国に流れたんですよ。知事たちがこれに味をしめちゃったのです。とくに山梨県の**長崎幸太郎知事**※がひどかった。山梨なのに長崎という紛らわしい名前ですが、我が佐賀県も山口祥義知事だからまぁ、人のこと言えないですが。

倉田　あとは鳥取の平井知事もそうですね。

中川　そうです。平井氏は全国知事会の会長だったんです。それだけの発言力がある人が「2歳児にもマスク」とか言い出したり「**親しき仲にもマスクあり**」※※とか諭す動画を作った。あとは島根の丸山知事。この3人はひどかった。しかも3人とも東大法学部から官僚になって知事になるというパターン。そして東京の小池知事と埼玉と千葉と神奈川の知事が『タイムボカン』のドロンジョ様とボヤッキーとトンズラみたいな感じになった。まぁ、男は3人でタイムボカンの2人とは違いますが、ドロンジョ様に従う感じがありました。神奈川は黒岩祐治氏、埼玉は大野元裕氏で、千葉は森田健作氏。3人が小池氏に服従を誓い、右往左往しまくる様を見せ続けた。今は千葉が熊谷俊人知事になって本当にまともになって良かった。

倉田　コロナ対策について過激なことを言うと老人からの支持が得られる。あと全国ニュースやネットニュースに取り上げられるから顔が売れる。そこはやっぱり大きかったと思います。パフォーマンスになり宣伝になり、そして老人からはもてはやされる。票を持っているのは老人。言わない手はない。全国の知事たちが張り切った。

中川　そう。オレだって島根の丸山知事やら鳥取の平井知事やら山梨の長崎知事なんて見たこともなかったですよ。突然コロナで全国ニュースになり、Ｙａｈｏｏ！でも目立ち、ようやくその存在を知った。知事の目立ちたい合戦にコロナは最適なイシューだったんです。そんな中でまともだった知事が3人いる。まず奈良県の荒井知事(当時)。あと途中でおかしくなるけど、宮城県の村井知事。そして佐賀の山口知事。山口知事は「このウイルスはそこまで恐れないで

※コロナ封じ込みに熱心な知事として名をはせたが、一方で2回目のワクチン接種をしない者に外出自粛を要請したり、非接種は卒業式に参加せぬよう呼びかけるなど、差別的な対策に批判が寄せられた。

※※2020年12月8日鳥取県の公式YouTubeチャンネル『とっとり動画ちゃんねる』に投稿された動画。内容は礼儀と大きく書かれたマスクをした平井知事が「マスクはもはや礼儀」と着用を呼びかけるというもの。礼儀が強調されることによって、体質的にマスクを着用したくてもできない者が無礼者になってしまうという問題をこの動画は孕んでいる。

いい」ってずっと言っている。オレは知事の部屋に招かれ、彼のコロナ観は2021年3月に聞き、同意できました。ちなみに知事が過激な発言をするほど注目されることを発明したのは東京の小池知事。

倉田　だけど知事たちだけじゃない。「コロナをしっかり恐れましょう」と言って、スターになった人たちがいっぱいいるわけです。たとえば白鷗大学の岡田晴恵さん。岡田さんは大手芸能事務所に入ったし、クイズ番組に呼ばれるようになった。それでどんどん派手になっていった。

中川　ナベプロに入ったんですよね。それでスタイリストなんかを付けて準芸能人扱いになりました。

倉田　コロナを怖がらせようとした人ほど仕事が増えたし、目立った。私や中川さんと真逆だよ。

中川　それでいてオレたちは〝反コロ〟〝反マスク〟〝反ワクチン〟で儲かったと言われている。全然違うよバカヤローって話。

倉田　儲かったっていっても、講演で年間3万円もらったかどうかですよ。「年間3万円」ですよ！　それと失った仕事を天秤にかけられるわけがないです。そういうことだけは腹が立つ。私たちぐらい損失が大きい反コロはいないですよ、マジで。

「自分は中道左派ではなかった」まさか右派と意見が合う日が来るとは……

中川　そして、オレは倉田さんがまさか、そういう思想だとは思わなかったんですよね。

倉田　私だって「中川さんは中道左派なんだな」ってぐらいの認識しかなかった。そういうことは自分自身だってわからないものです。

中川　確かにそうなんですよ。オレも中道左派だと認識していて、中道左派である倉田さんとオレはもちろん似ていたということだけど、まさかコロナで思想がここまで明確に炙り出されるとは思わなかったです。しかしながら、「中道左派」という認識、さらに言うと「左派」「右派」でさえ実はあやふやなラベリングだったのかもしれません。

倉田　そう。今では私は「自分は中道左派ではなかったんだな」と思っています。私は今、リベラル的な思想が大嫌いだもん。私の中でリベラルはもう全体主義と同じですよ。エリート主導による全体主義。

中川　今回の大事なテーマになると思うんですが、リベラルとか全体主義という話で言うと、リベラルはコロナ騒動においてはまったく役に立たなかった。そこはどうお考えですか。

倉田　ビックリしましたね。私ね、右派の人と意見が合う日が来ると思わなかったですよ。右派の方がまだコロナとかワクチン、マスクについて反対的な意見を言う人がいます。私今までの人生で右派と意見が合うなんてあり得ないと思っていた。

中川　オレもそう。オレは右翼が大嫌いだったけど、むしろ左翼よりもマシだった。

倉田　左翼より全然マシだった。左翼の人たちって自由を愛していたんじゃなかったんですよ。今回、私はこう解釈しました。「左翼とは、自分が『弱者』と思う人たちを守るために全体が犠牲になることを良しとする。自分が『弱者』認定しない人のことはどうでもいい」。そういう思想なんだな、ということです。

中川　自分の価値観で弱者を勝手に決めるんだよね、あの人たち。それは、在日韓国人だったり、アベ政権の被害に遭ったとする森友問題に関連した官僚・赤木さんだったりする。彼らが「この人たちはかわいそうだ」と認定したら一斉に擁護を開始する。

倉田　そういうこと。一方、マスクをしたくない人は「弱者」じゃないと認定するんですよ。お前たちは勝手を言うなってことになるわけ。彼らは弱き者を守る強者、自分を強者という立ち位置で、弱き者を守るということが好きな人たちなのよ。だからコロナ禍でも、私の親しかった左派の友達は、コロナで皆がマスクをさせられたり、子どもが色んなこと我慢させられたりしているのはどうでも良くて、**入管で止められたスリランカ人女性を助けよう**※みたいな……。

中川　ウィシュマさんは、完全に左派の神輿になりましたね。

倉田　左派はそのことばかりずっと言っていて。今この問題があなたの中でどれぐらい大事かわからないけど、他にももっと困っている日本人はいっぱいいるのにそれについては全くスルー。「守る！」と決めた「弱者」というカテゴリーの人を一生懸命擁護したり守ったり、そのために全体で苦労するのを厭わない。そういう人たちですよ、左翼は。あくまでも自身が「守る」と決めた人しか守らない。

中川　自分たちが弱者認定した人間だけ守れば良い。それで、「マスクが苦痛です」と言っている日本人のことは全く守っていなかったというのが実際のところでした。本当は左翼は「マスクを苦痛に思う人が一定の割合でいるので、その人たちの主張も認めてあげましょう」と言っても良かった。だが、自身が「守る対象認定」しなかったから我々はそこから外れ、差別を受けまくった。

倉田　ワクチンを打ちたくないという日本人のことも守っていなかったよね。

中川　そこもクソ。「ワクチンなんてやめてもらえませんか？」という日本人は、「お前男だろう？」「日本人だろ？　ちゃんと公衆衛生のために打ちなさいよ」で全部潰したわけです。

倉田　そういった主張をする日本人男性は「弱者」ではないんです。彼らの中ではね。だから守る対象ではない。

中川　そこで弱者だと認定する人間はスリランカ人女性とか、ＬＧＢＴＱとかになるわけですよ。そういう人たちしか左翼は弱者認定しないんです。大多数がマスクを着けている中、「マスクを着けるのがキツいんです……」と訴える人間は十分に弱者だと思うのですが、左翼は「お前らはただのワガママで公衆衛生の敵だ！　お前らはおじいさんおばあさんを殺す危険分子だ！」とやったのですよ。

倉田　そういうことです。だから私は左翼の人たちのそういうのを見ながら、「戦時中に総理

※　ウィシュマ・サンダマリさんというスリランカ出身の女性が入管に収容中に亡くなった事件のことを指す。入管が体調を崩した彼女の仮放免を認めなかったこと、点滴等の投与が必要だと判明していたのに処置されなかったことなどが問題視されている。遺族による訴訟に発展している他、左派の人々を中心に抗議デモが行われている。

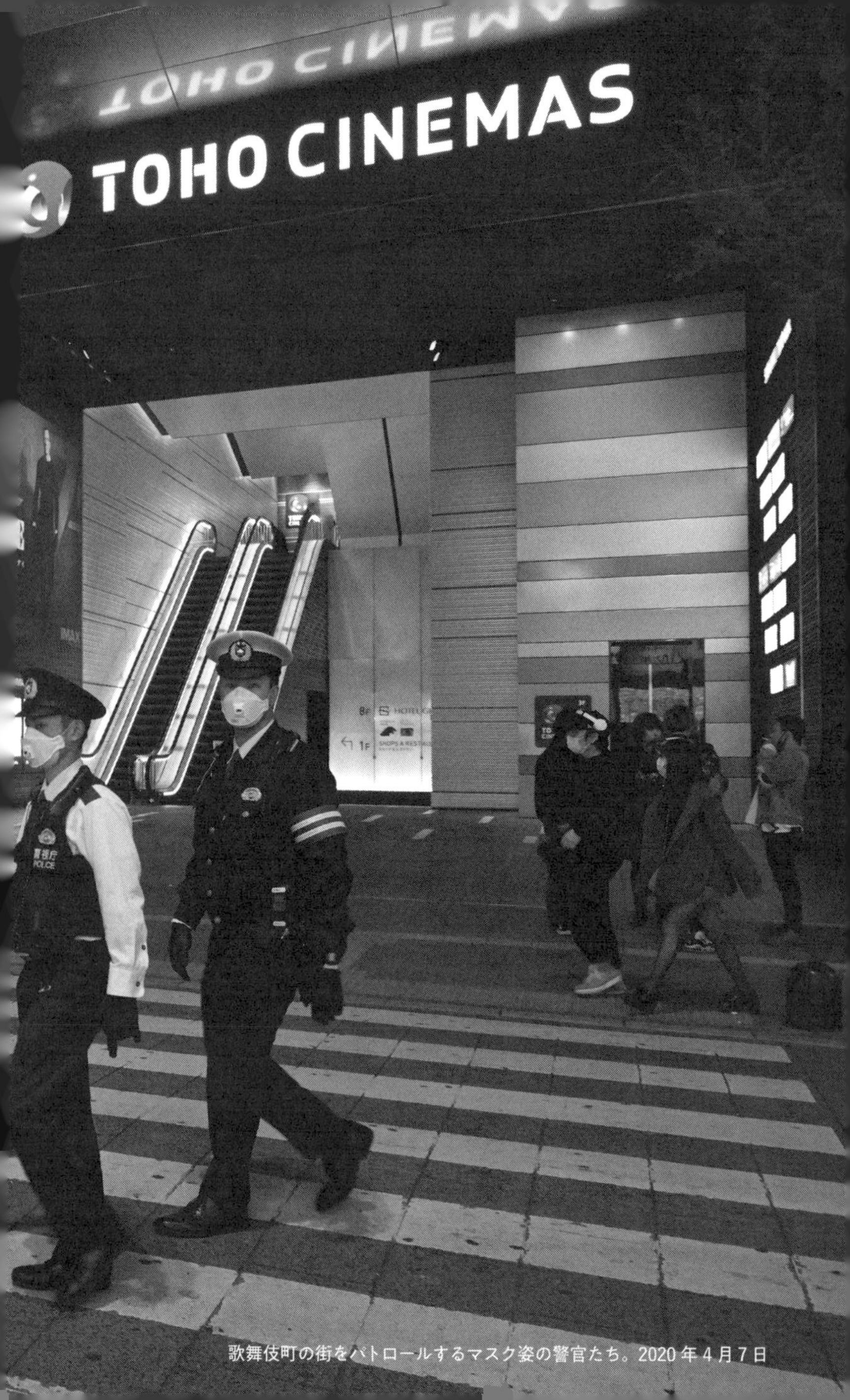

歌舞伎町の街をパトロールするマスク姿の警官たち。2020 年 4 月 7 日

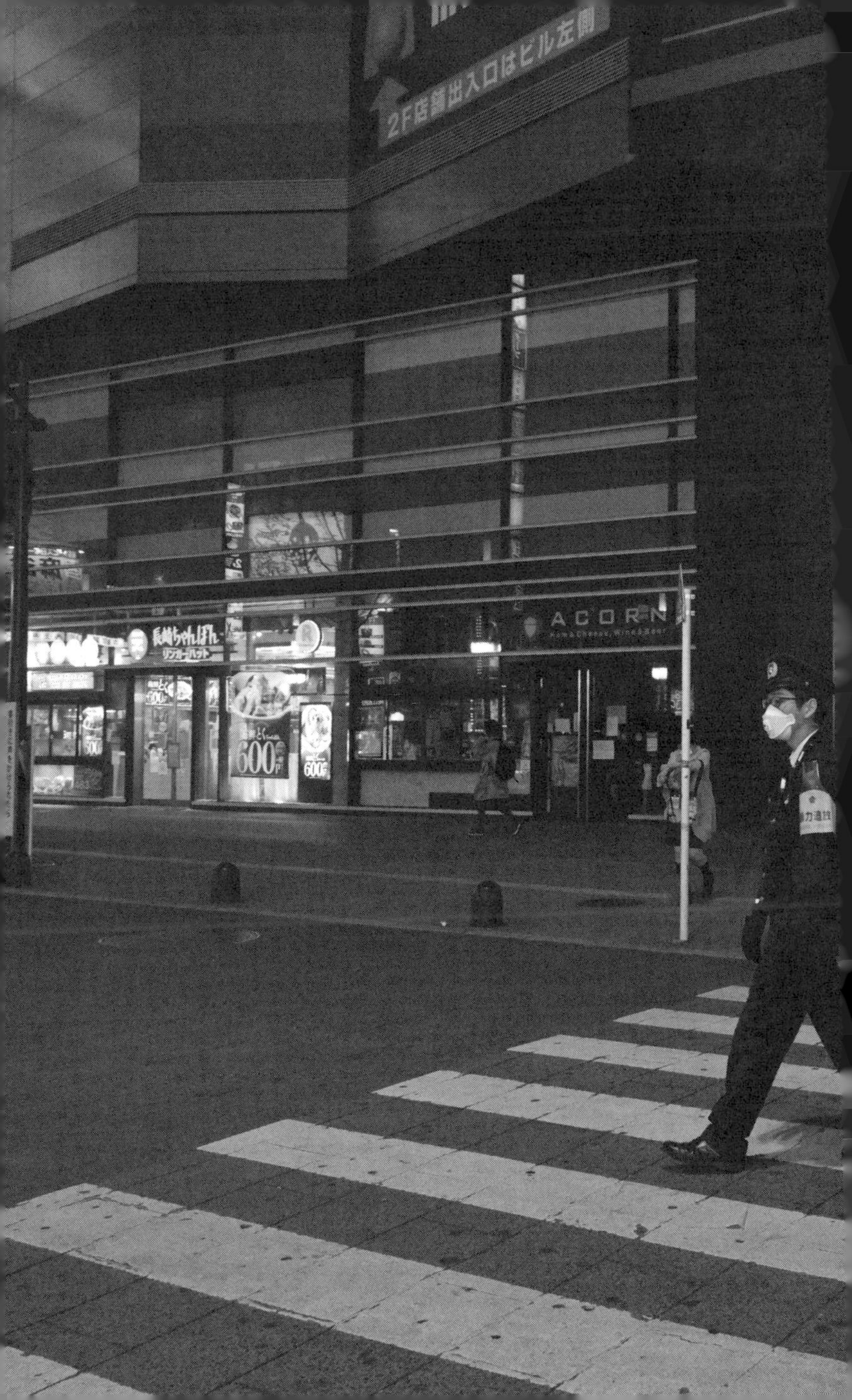
2F店舗出入口はビル左側
長崎ちゃんぽん
リンガーハット
ACORN

大臣の愛人問題に騒ぐような人たちだな」とポストしたことがある。「今それればかりをやる？」「今やることってそれ？」と思っていた。

中川　正直、「モリカケ問題」についても「**学術会議問題**※」にしても、野党が全力で延々と追及するような問題ではない。学校法人2つに便宜を図ったかもしれない……、政権に批判的な学者が学術会議からたまたま外れた……。その程度の問題なんですよ。「その程度って言うな！」と言うかもしれないが、正直その程度です。なんで2つの学校法人の話題を国会であんだけ長く追及し続けたのか？　学術会議に関わる学者なんて、どうせ恒例の既得権益持った人々でしょ？　この国は「失われた30年」に伴う経済的なダメージや少子高齢化、**サブスク医療**※※など取り組むべき課題が山積しているのに、モリカケと学術会議で野党は大騒ぎし続けた。「お前、そこを今徹底追及するタイミングじゃねーだろ！」とオレはずっとこの2つの件では思っていました。しかも2020年2月、世界各国がコロナでパニックになっている時に「桜を見る会」の追及に血眼になっていた。

倉田　LGBTQの問題も確かに当事者にとって大事なのはわかる。でも今、全員で考えるべき一番の問題をさておいて。戦争中に総理大臣の愛人問題をわあわあ言っていたら違和感を覚えるじゃん。

中川　大事なことはそこなんです。コロナってそんなにヤバかったの？　2020年の国家予算約100兆円のうち、77兆円も使ってまで対処すべきものだったの？　と思う。

倉田　本当にそう。消費税が高いだの何だののレベルではないぐらいコロナでは予算を使いまくりました。年間の消費税徴収額って2023年は約23兆円です。その3倍をコロナ対策に使ったわけです。となれば、8%の消費税のところ、素人考えながら3倍超の26%とかに相当するのではないでしょうか。1%上げるか上げないかで国民も政治家も大激震なのに、コロナでは「命の前にはそんなの関係ねぇ」とやった。これから消費税議論もあるでしょうが、この時公費を使いまくったこと、検証されないでしょうね……。

中川　身近な消費税には文句を言うくせに、無駄なコロナ対策には文句を言わないバカ国民だらけ、ってことをオレは実感した。あのさ、お前ら消費税26%取られてるんだぞって話。そして、オレにとって、今回のコロナ騒動は戦争と同じだったんですよね。内戦だったと思う。実際にワクチンの犠牲者、死んだ人もいるわけじゃないですか。ここで「チクショウ！」って声を上げたオレたちが非国民扱いされたわけだろ？　今回の本はまさに、非国民扱いされたことに文句を言う本でもある。

倉田　それで皆に「あーやっぱり国が、国全体がおかしかったんだね」って気付いてほしいよね。

中川　とはいっても、オレも倉田さんもまったく儲からなかったわけです。むしろ批判されまくったし、仕事も干された。なんで正しいことを言っている側が不遇をかこたなくちゃいけないんだ。

倉田　それもそうだけど、実際にワクチンで健康を損ねた人も、障害がワクチンのせいだって気付いていない人とか、ワクチンのせいだと疑っているけど、社会に否定されるから言い出せない人もいる。私の知り合いにもたくさんいる。私の口から名前は出せないけど、ワクチン推

※日本学術会議が推薦した会員候補のうち6名が、現行制度で初めて政府に任命されなかった騒動のこと。日本学術会議は科学者の立場から政策を提言する内閣府の特別機関だが、任命を拒否された6名の学者は普天間基地移設問題についてなど、当時の政府の方針に批判的な者たちだった。

※※音楽などのサブスクリプションサービスのように、高齢者が医療を格安で受けられる現状の医療制度のこと。現役世代の社会保険料の負担が大きいことはもちろん、医療による延命処置がかえって高齢者の穏やかな最期の妨げになっているという指摘がある。

進派だった知人の中にも**原因不明のがん**※になられた人がいます。その方は「このがんはワクチンのせいだったと思っている」と私に打ち明けてくれました。

中川　倉田さんね、オレは今回の件で信仰を試された気がしたわけですよ。

倉田　信仰を試されたね！　でも私は自分の神に従って良かった。

中川　それで、なんで今こうして共著を出しているか、ちょっと振り返ってみます。オレが倉田さんと初めてお会いしたのは大竹まことさんのラジオなんだけど、そこでオレは番組アシスタントだった倉田さんが、シリアで拉致されたジャーナリスト・安田純平さんのことを言ったから信頼するようになったんですよ。

「一橋大学のOB会・如水会が安田さんのことをこのまま放っておいて良いの？」って倉田さんは番組の休憩時間に外で言った。さらに、「安田さんをこのまま放っておいて良いのか。ちゃんと彼が所属した組織ってことで救助のために組織をあげて何かすべきじゃないの？」っておっしゃって、ああ左翼のことを理解される人なんだなって思ったんです。

倉田　むしろ私はずっと自分を左翼だと思っていた。だからいまだに私のことを「左の人間はこれだから」って言ってくる人がいるぐらい。でも今は違いますよ。さっきも言ったように、あくまでも自分、ないしは神輿に担いでいる実力者が「弱者」と認める人たちを守るために全体が犠牲になることを厭わないみたいな発想、私は嫌いだから。

中川　左翼はワクチンとマスクを強制することを許したわけですよね。「今だけ我慢」なんて言って飲食店の時短営業も歓迎した。帰省もするな、なんて言った。

倉田　全部許したよね。あれだけ自由が大事だとか言いながら、ワクチンとマスクに関しては右翼よりも激しく。……なんなんだろうね。元々の動機が全く違うんだよ。

中川　ヤツらは何がしたかったのかって、オレは今思ってしまいます。自由を重視するというのは、きれいな建前で、本心としては反政権の活動をし、活動家を支持したいということだったのかと思うんですよね。とにかくコロナの時は、自公政権の粗を探し、糾弾することを目指した。それにあたってコロナは絶好のイシューだったんですよ。オレは自民党と公明党が**子どもたちの学校停止**※※をした時、立憲民主党とか共産党とかれいわ新選組が「そんなことやめろ」って言えと思った。

倉田　あの人たちむしろそれを礼賛してましたよね。だから彼らは結局、「弱者を守るために全体が足並みを遅くしたり、犠牲になったりしましょうね」という思想なんです。

中川　そしてオレが本当にわからないのが、新型コロナウイルスとされるウイルスを、なんであそこまで皆恐れたのでしょうか。あそこまでメディアと知事を含めた政治家が恐怖を煽るし、職場とか公共交通機関でも「会議はリモートでやれ」「不要不急の外出はするな」と言い続けたから怖かったのはわかりますが、もう少し冷静に考えて「コレ、そこまで怖くないぞ」って2020年の3月頃、まぁ、百歩譲って8月にはわからないものですかね。

倉田　ひとつには理系的な発想がすごく抜けているなっていう印象があります。数値で判断していない。だって致死率も見れば、そんなに大したことがないのは火を見るよりも明らかなんですよ。

※　転移したがんであることはわかっても、精密検査をしても発生源がわからないがんのこと。上述のような特徴のため、発見時にはすでに進行した状態である場合が多く、完全に除去することが困難なんである。

※※　当時の政府からの突如の要請によって、多くの学校が2020年3月から6月まで臨時休校に。学校と家庭ともに対応に追われた。また、学習の遅れの他、困窮家庭で育つ子どもの食生活のひっ迫、虐待に苦しむ子どもの逃げ場の喪失など、様々な問題が発生した。

中川　第1回緊急事態宣言は東京の陽性者が70人台の日に出していますし、「**東京アラート**」※の時の陽性者数は28人。でも、1日4万人の陽性者が出た2022年は両方ともやっていない。さらに言うと、2020年は結果的にコロナの死者数は3500人で、その後より圧倒的に少ない。

倉田　ワクチンをやり始めて死に始めたけど、その年は3500人しか死んでいない。全体で3500人しか死なない病気って、逆にすごく珍しい病気なのよ。致死率で言うと全く高くないんです。

中川　それで2023年5月8日の5類化の段階では累計で7万8000人しか死んでいない。しかも大多数は高齢者だし、平均寿命よりも長生きしてコロナ死で亡くなった方が多い。なんだそれ。東京都のモニタリング会議が2021年4月に公表した資料を見ると、2020年11月1日〜2021年3月31日の期間にコロナで亡くなった人の平均年齢は82・2歳でした。

倉田　それって普通の年齢でしょ？

中川　そう思いますよ。さらに、亡くなった人の大多数は70代以上の高齢者です。この数字を見て「寿命が来た」とオレは捉えるけど、多くの人は「とにかくコロナが怖い」という思考が先立つ。

　日本人の平均寿命は2021年7月の厚労省発表では女性は87・74歳、男性が81・64歳なんです。だったらコロナ怖くないじゃん。でも、ワクチン接種が進んだ後のデータをもとにした医療系サイト・ケアネットの2023年8月10日の記事にはこんな見出しが付けられました。

※　コロナ感染者が増加傾向にある時、都庁やレインボーブリッジを赤くライトアップする東京都独自の警告方法。小池都知事はこれで味を占めてプロジェクションマッピングを始めたような気もする。

〈わが国の平均寿命、コロナの影響などで男女とも低下／厚生労働省〉

　本文はこう始まります。

〈厚生労働省は、7月28日に令和4年の簡易生命表の概況を発表した。これによると男性の平均寿命は81・05歳、女性の平均寿命は87・09歳となり、前年と比較し男性は0・42年、女は0・4年下回ったほか、平均寿命の男女差は6・30年で前年より0・07年縮小した。〉

倉田　とにかく医療系サイトはコロナのせいにしたがったんだよね。いや、若者も多く亡くなったからワクチンの可能性も検証した方がいいんじゃないの？　という意見には「ワクチンはメリットがデメリットを上回る」「ワクチン接種後の健康被害の割合は極めて少ない」でその議論は俎上に上がらないし、非接種者と接種者の比較すら厚労省はしない。

　しかも、ＰＣＲ検査して事故死までコロナ死に数える、とんでもない集計の仕方をしているのに、7万8000人しかいないからね。日本って2019年まで年間138万人亡くなっていたんですよ。

　一方、コロナにかかったけど軽症で、皆に迷惑かけたから、と**自殺した30代の女性**※※がいたじゃん。あの人も結局コロナ死に計上されているからね。とんでもなく屈辱的なことだと思いますよね。自殺なのにコロナ死。

中川　超初期の頃、コロナで客がいなくなった**とんかつ屋の親父さんが自殺**※※※しましたよね。あいうことがいっぱいありました。

倉田　だけど左翼の人たちはわかりやすい弱者以外には厳しいのよ。外国人とか家出少女とか

※※ 2021年1月15日、メモに「迷惑をかけて申し訳ない」という旨のメッセージを書き残して東京都在住の女性が命を絶った。女性自身には症状はほとんどなかったが、周囲の者に感染させてしまったかもしれないと気に病んでいたという。女性は既婚者で一児の母でもあった。

※※※ 2020年4月30日、練馬区で営業していたとんかつ店を営業する男性が調理で使う油を被って焼身自殺した。死の直前に「店を辞めるかもしれない」と思い悩んでいたとの証言があり、将来を悲観しての自死だと思われる。男性は東京五輪の聖火ランナーに選ばれていた。

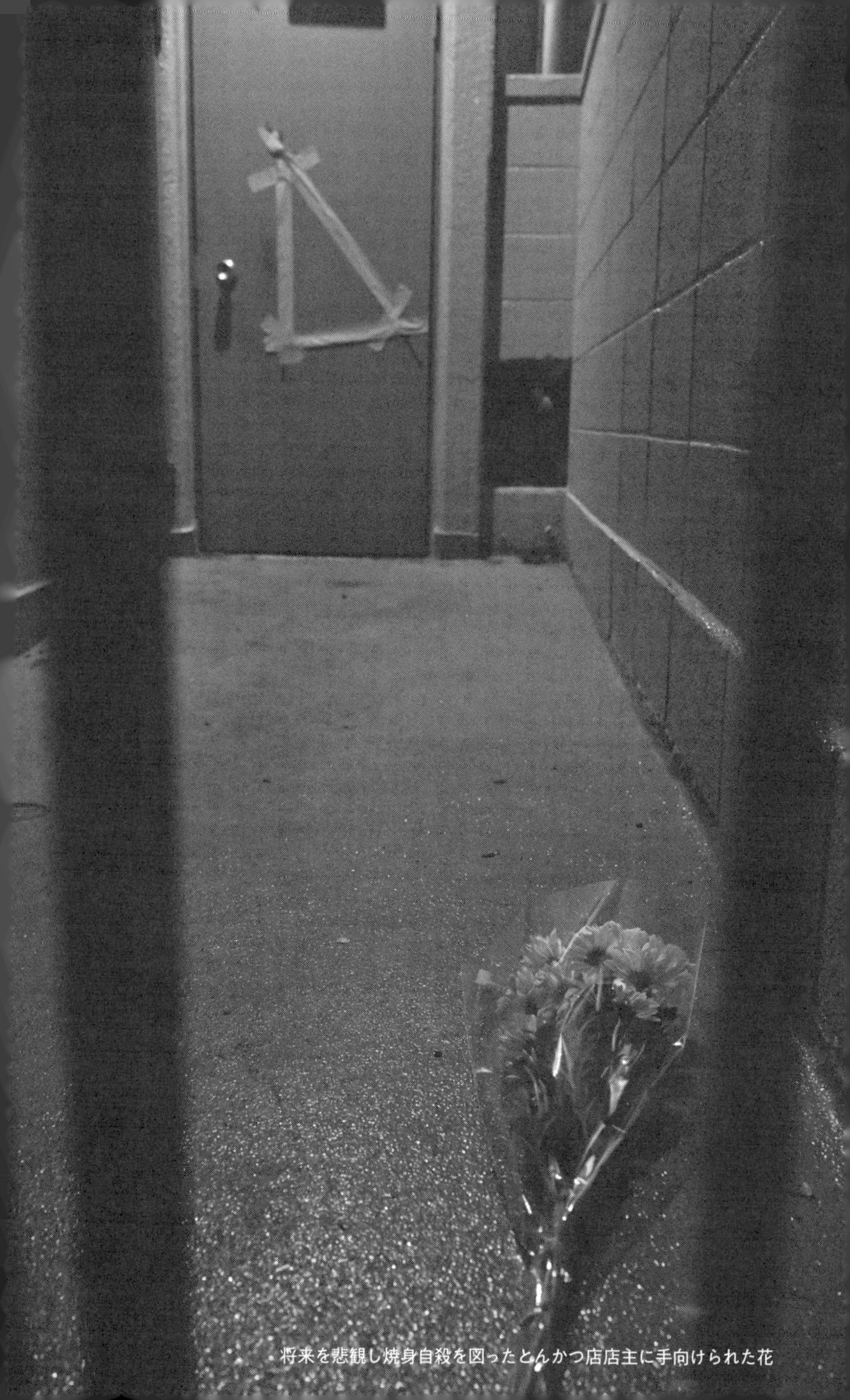
将来を悲観し焼身自殺を図ったとんかつ店店主に手向けられた花

には心を寄せるけど、一般の人たちは仕方がないというか、そういう人たちにスポットを当てないんだよ。彼らが守るべきは弱者だけど、結局「彼らが決めた弱者」だけなんです。

中川　ということですよね。左翼が認定した者しか弱者になれない。ところで倉田さんがご自身を左翼だと思っていた頃の、ご自身の中の弱者は誰だったのですか？

倉田　私は弱者を守ろうという思想ではなかったんですよ。自由を大事にするというか。夫婦別姓を認めるとか。「皆自由で良いじゃん」という発想だったから、私は右翼ではないなと思っていた。でも右翼でもなかったけど、左翼でもなかったですよ。結局、左翼の人たちが言う「弱者を守ろう」みたいなことはヘドが出るほど嫌ですよ。

例えば、LGBTQのことを考え、女性用トイレをなくして、誰もが使えるトイレを作ろうとかですね。性自認が女性だけど男性の人とかが、本当は女子トイレ使いたいのに入れないとか、そういう差別は許されないと思います。とはいっても、そこから「だから女子トイレをなくしましょう」は謎でしょ？　全部共用のトイレにすれば良いと言うけど、いやいや、男が入って来るトイレに行きたくない女性はどれだけいると思っているの？

そういうようなことを差別と言わないでほしい。もちろん男性が入って来ることが平気な女性もいますよ。でも、すべての女性が平気にならなければいけないわけではない。

中川　今回のコロナもLGBTQもそうだけど、極度な**ポリコレ**※に行き着いちゃったという話かもしれない。

倉田　そもそも左翼だった人が全員そっちに行ったんですよね。

※ポリティカルコレクトネスの略。人種や性別、宗教などあらゆる属性の偏見や差別をなくす運動を意味する。

中川　高齢者の寿命を1年を延ばすために、5歳、6歳の子どもたちや小学生が帰省するのを止めたのが今回のコロナ騒動なわけですよ。5歳6歳の子どもたちが、帰省しておじいちゃんおばあちゃんと会うことは楽しいことだ。しかも、そこで帰省しなかったことで本当に寿命が延びたかはわからないし、高齢者だって自粛でフレイルになったり、孫に会えず生きがいが減って生きる気力が減ったかもしれない。

倉田　そして昔から子どもがおじいちゃんおばあちゃんに風邪をうつして、それが悪化して死ぬことは人間界に当たり前にあるの。でもコロナのせいでその当たり前が許されなくなったし、むしろ悪になった。

中川　意味がわからない。**肺炎球菌**※とかだってそうですよ。

倉田　肺炎球菌だって感染症だから、みんなでうつし合っている。弱い老人だけが死ぬ病気で、コロナと一緒なんです。2019年まではそれが当たり前だったのに、「あいつからうつされた」とか恐ろしい発想になった。

中川　犯人を見つける風潮になっちゃったんです。「ゲホゲホ咳しているヤツがいたから、私がコロナになった」とか言う人がいっぱいいるわけだ。いやいやちょっと待ってくださいって。咳する人って普通にいるでしょう。

倉田　そうやって犯人捜しをするのが当たり前になってしまった。あと、これもニュースになったのを覚えているけど、「ママ友で集まっていて、ひとりだけマスクを10分ぐらいしてない人がいたから、たぶんその人がうつしたんだと思う」という……。沖縄の新聞かな？　報道でもあったんですよ。そういう差別と魔女狩りが。「あの人からうつったに違いない」が。

中川　成人式の集合写真撮影の時マスクを外したからその時に感染した……なんて報道もあった。なんでこうやって誰かを悪者にする風潮になっちゃったのかな。

倉田　うつしたヤツが悪だから、それを糾弾する人とかが善になってくるわけよ。こんな恐ろしいことないよ。

中川　恐ろしい。本当恐ろしい。

倉田　「お前のせいでオレのおばあちゃんが死んだんだ」みたいな。こんなことが許されたらもう社会は成り立たないよ。そして当たり前だけど、この人からこの人にうつったなんてことは誰にもわからないんです。証明できないよ。100%無理。裁判したって絶対に勝てない話。だけど魔女狩りで、「あいつのせいなんだ！」みたいなことが普通に行われていた。

中川　そう。「あの時マスクしていなかったヤツがいた！　あいつにうつされた！」みたいなことを言っちゃうわけでしょ？　それで倉田さん、ここで明らかにしたいのが、「コロナはそこまで怖かったのか？」って話なわけです。

倉田　いや、全然怖くないよね。さっきの話に戻るけど、数字を見ればわかるということ。病気で一番見るべきは致死率じゃん。

中川　エボラとかペストとかと比較すれば良いという話ですね。

倉田　そうエボラの致死率と比べてごらんなさいって話。エボラは30～90%で、治療をしなかった場合ペストは30～60%です。コロナの致死率はオミクロンになった第6波では、インフルよ

※
肺炎を起こす菌で主に子どもの鼻や喉に存在し、咳やくしゃみによって周囲に感染する。

り低い0・03%なんだよね。そして平均死亡者年齢は平均年齢よりも年上。

中川　鹿児島の新聞の1面に、コロナの死者の平均年齢は87歳だと出たわけ。寿命じゃん。

倉田　寿命です。だけど寿命なのにコロナで死んだら90歳でも100歳でも悲劇だと言われる。

中川　週刊現代に「100歳の女性はなぜコロナで死んだのか？」みたいな記事が出たでしょ？「なんだこれ？」という話。

倉田　100歳はコロナでも風邪でも、餅が詰まってもなんでも死ぬ。それが新聞の広告に出たからね。

中川　コロナになると途端に死生観がおかしくなる。

倉田　「とんでもない悲劇に見舞われた」みたいになる。100歳で死んでも。

医療界の闇の深さを垣間見たくらたまの夫・叶井俊太郎の死

中川　オレはやっぱり叶井俊太郎さんに思いを馳せます。彼はがんで死んだ。**すい臓がん**※という見つかりにくいがんで。

倉田　でも彼はワクチンを打っていなかったので、余命よりもかなり長く生きましたよ。

中川　だから良かったの。コロナとは関係ないところで叶井さんは亡くなったわけじゃないですか？

倉田　夫はコロナにもかかったけどね。だけど、それは普通に死ぬような症状ではなかった。でも彼のことでも、私は医療に関して疑いを深めることになったね。抗がん剤というものに対してはとくに。抗がん剤はやはりかなり毒ですね。夫は抗がん剤をやらなかったけどね。使っていないからあれだけ生きたんだと思う。

前日までシャワーを浴びたし、普通に話したし、あの抗がん剤やる人ってやっぱりむちゃくちゃ体痛めるから。体がどんどん衰弱するんですよ。夫は腹水は溜まっていたけど、前日までシャワーを浴びて髪洗ってひげを剃って、そういう人間らしい死に方ができるよね。抗がん剤をやろうがやるまいが、どっちにしろ助からないけどね、そういう死ぬがんだったら。

中川　がんには体質とか家系とかそういうものがあるんですか？

倉田　あると思います。それは言われている通りだと思う。

中川　倉田さんの家系はどうなのですか？

倉田　うちの家系はがん家系ではなかったけど夫はそうだった。夫の祖母はやはりすい臓がんで亡くなったし。体質的なものはやっぱりありますよ。

中川　今回の本で重要なのは死生観だと思っています。そこはどういう感覚でいらっしゃいますか？　叶井さんは56歳という若さでした。

倉田　最初にも言いましたけど、私は元々、個人の自由意志がとても大事だと思っている。

※最も発見と治療が難しいとも言われるがん。すい臓は内視鏡が挿入できず超音波も届きにくい胃の裏側に位置するためであり、症状がかなり進行した段階でがんが発覚することが多いためである。

中川　胃ろうとかの延命治療は最後までやるじゃないですか？　そこはどうお考えですか？

倉田　そういうことも皆が自分で決めれば良いと思います。私はする意味がないと思っているからしません。でも、したい人はすればいいのでは。ただそのために税金とかがどれだけ使われるのか、社会保険料の使い方に対しては色々言いたいことがありますよ。

今、日本って意識もない老人への**チューブスパゲティ医療**※で、めちゃくちゃお金が使われているじゃない？　ああいうことには反対ですね。はっきり明確に。自費でやる分には良いと思うけど。

でも今ってがんもそうなのだけど、自分の自由意志を考える暇もなく、医療のベルトコンベアに乗せられちゃうんですよ。ワクチンとかマスクもそう。考える暇もなく、「こうしましょう」「ああしましょう」みたいなことに皆乗せられちゃうよね。

がんはとくにそうなんですよ。**標準治療**※※といって、どこの病院でも同じ治療だと決められているんです。医者による裁量の違いもほとんどなくて、うちはセカンドオピニオンも、サードオピニオンもフォースオピニオンにも色々行ったけど、基本的に同じことしか言われなかったです。

中川　叶井さんは3軒目の病院でやっと膵臓がんだと突き止められたのですよね？

倉田　そう。膵臓がんだとわかったのは3軒目。1軒目も2軒目も誤診だったりわかんなかったりして。でも、それでも咎められないのが医学であり、医療です。超とんでもない誤診でも基本咎められないのが医療。どんな適当に鼻をほじりながら診療しようが咎められないんです。

中川　そこで今回のコロナに関して言うと、「ワクチンは効いた」の1点で医療は来るわけじゃないですか？

倉田　それどころか、まだ効くかどうかわからないという時期でも「打ちましょう！」だったんですよ。「社会のために、皆のために、自分の体を守るため、身の回りの人を守るために打ちましょう！」が医療です。医療に逆らうのは非国民です。

中川　オレはそのことにものすごく反発したんです。たとえば、初期設定では「有効率95％」という数字が出ました。この製薬会社の大本営発表を根拠として、医者はテレビに出て「すごいことです！」とやり、MCやコメンテーターも「これは打たなくちゃ！　救いの神です！」みたいなことになった。しかし、実際に根拠を詳しく見るとズッコケる。

ファイザーの臨床試験では、ワクチンを打たなかった人1万8325人中162人（0・88％）が発症したのに対し、ワクチンを打った1万8198人のうち、発症したのは8人（0・04％）だった。ここで、（162－8）÷162という計算をする。ここで95・06％という数字になります。

しかし、これって「発症しない率は〇％」という見方をすると99・12％と99・96％になるわけで、誤差の範囲内。そして、実際に臨床データが集まりまくった中、非接種者と接種者で比較できたはずなのにしない。

倉田　がんの話に戻りますけど、標準医療をしないと言うと相当驚かれるんですよ。セカンドオピニオンとかサードオピニオンとかはむしろ奨められるの。でも、どこに行っても基本的に

※人工呼吸器や尿を取るカテーテルの管をスパゲティのように体に装着して、患者の生命を無理やり延命させる医療のこと。

※※多くの臨床試験によって科学的根拠が示された、現時点で最も効果があるとされる治療方法。

は同じことを言われる。よほど、こっちが「この人だ！」って選んだ医者でもない限り。同じことを言われましたよ。

「抗がん剤やって、もしがんが小さくなったら手術です」って。うちの夫の場合、どこでも同じことを言われました。それでも「抗がん剤が効いて手術が成功しても、5年生存率2割です」というのがすい臓がんなのね。夫の勝率はめちゃくちゃ低いわけです。5年生きられる確率って、手術が成功しても2割しかないから。その前に手術が成功しなかったり、抗がん剤が効かなくて、ただ単に体が悪くなって死んだりというケースもいっぱいあります。超勝率が低いがんなんです。5年生きられる確率って2割どころじゃないのよ！　でも大概の人はそこを目指すんですよ。何も考えずに医者が奨めるレシピに従うしかない。でも夫はそれを選ばなかったんですよね。

それは珍しい患者で、普通は医者の奨めるレシピに従わないということがなかなかできません。医者に世話になろうと思ったら、「じゃあお願いします」って言うしかないんですよ。ワクチンもそうじゃないですか。「はっ？　打たないの？　とんでもねえ」みたいに言われるような世界でしたよね。でも自分の体のことなんだから。自分で決めなくてどうするの？

効かないと確信したマスク
前代未聞の新技術ワクチン

中川　1回もワクチンを打とうとは思わなかったのですか？
倉田　1回も。ワクチンは絶対に打たないと最初から決めていました。自分の体が大事だから。
中川　だけど倉田さんは福岡では「自分の面が割れているからマスクをする」って言っていましたよね。
倉田　途中からしなくなりましたけどね。
中川　唐津に来た時にはマスクをしていなかった。
倉田　２０２１年のことね。唐津に行く福岡行きの飛行機の中ではたぶんマスクをしていますね。私基本的に21年はマスクしなかったんです。
中川　でもなんで唐津だったらマスクをしなくても良いという判断になったのですか。唐津と福岡、そして東京の違いってなんなのですか？
倉田　だから、その時はマスクを絶対にしたくないという気持ちまではなかったんですよ。だからマスクをしている写真も結構あるよ。21年の初期とか20年は割とマスクをしていましたね。もうマスクが効かないと確信したのはもうちょっと後。
中川　マスクに意味がないとわかったのはいつだったんですか？

倉田　明確には覚えていないな。だんだんと「あれマスク効かなくね？」と気付いてくるわけ。ワクチンと違って。

中川　どういう心境の変化があったのですかね？

倉田　それは情報でしょ。今はマスクが効かないとわかっている人いっぱいいるじゃない？

中川　まぁ、ワクチンについても「3回で懲りた」とかネットに書く人多いですし、マスクを外している人がこれだけ多いのも「これ、マスクじゃ防げないウイルスだし、かかっても死にやしないだろう」ってことが情報としても体感値としても生まれてきたのでしょう。

倉田　私たち、マスクについて人生50年何も考えたことがないからね。「ああなんとなく効くんだろうな」「花粉症の時に鼻と喉を守るんだろうな」ってぐらいの意識ではいたじゃない？だから私は「風邪の時はマスクしましょう」って当たり前のように思っていたし、それで防げるんだろうなって。そんな認識しかなかったです。

でも2020年、21年と陽性者数や死者数のデータが揃ってきて、「あれ？　マスクしても全然コロナにかかるじゃん」って。この大きさじゃなんのウイルスも防げないし、むしろ張り付いたウイルスを何回も吸い込むじゃん……って、今まで考えたことないことに気付き出したからやめた。

中川　オレは単純に元々マスクが嫌いだったんですよ。アメリカに住んでいたというのもあって、マスクをするのは不審者。射殺されないよう、自己防衛のためにもマスクなんてしてはいけない、という気持ちがありました。あと、やたらと暑がりで汗がすごく出るのでマスクをして暑くなり、さらに呼吸がしづらくなるのが苦痛で仕方がなかった。それに加えて、皆が同じ格好をして向こうから無表情でやってくる様子が不気味で仕方がなかったんですよ。なんというか「量産型大学生」とか「量産型女子」みたいな言葉あるじゃないですか。

倉田　男子はネルシャツとかパーカー着て、女子は花柄のワンピース着て皆茶髪で巻き髪ってアレね。

中川　そう、皆が同じってヤツがオレは大嫌いなんです。だから就活の時にリクルートスーツは買わなかったし、会社入ってもスーツを着てネクタイをするのが嫌でした。「マスクぐらいしなよ」って言われるけど、オレにとっては本当に嫌で嫌で仕方がなかった。でも、倉田さんはマスクはそこまで重篤な健康被害はもたらさないから初期の頃は容認していたってことですか？

倉田　マスクはそう。因果関係は不明だけど、マスクをしてマラソンをした**男児が亡くなった**※ってあったでしょ。でも、あれはレアケースとして捉えられている。でも、ワクチンは違うでしょ？　このワクチンって前代未聞のワクチン、新技術のワクチンなんですよ。マスクと違う。マスクはそれまでも存在し、なんとなくしたりしなかったり、なんとなく効くものだと間違って考えていたけど、データが揃ってからはやめました。でもワクチンは最初から、初めてのものだから懐疑的でした。しかも体にダイレクトに打ち込むって、やっぱりよほどのものです。よほど勇気がないとできないよ。マスクよりもダイレクトに影響があるじゃん。だからワクチンに関しては最初から疑っていたというのが大きいよね。

※　2021年2月、大阪府高槻市の小学5年生の男子児童が体育の授業でマラソン（持久走）をした直後に、体調を悪化させて亡くなる。教育委員会は児童の死とマスクの因果関係を判断できなかったとしている。

ちなみに皆あまり見たことない映画だと思うけど、**『怪人プチオの密かな愉しみ』**※というすごくマニアックな映画があるんです。フランス映画だったかな。30年以上前の映画。第二次世界大戦中に実際にあった話だと思うけど、医者が亡命させるためにワクチンを打たなきゃいけないと。それでこっそり亡命する人たちを集めて、お金を取ってワクチンを打つんだけど、そのワクチンが毒ワクチンなの。それで怪人プチオと呼ばれるその医者は、鍵穴からその毒ワクチンを打った人が苦しみながら死ぬ様子を見ているの。そういう金品を巻き上げている医者の映画なんだけど、それを思い出したね……。鍵穴から覗く毒ワクチンに苦しむ様子とかを、今回のmRNAワクチンでも思い出したんです。

まあでも、初めてのものを疑うのは当たり前じゃん。食べ物だって怖いよ。「新技術で作られました」みたいな、ね。

中川　遺伝子組み換え食品を疑問に思うのと似ているかもしれませんね。

メディアはなんの役にも立たなかったX上で錯綜しまくった情報たち

中川　まあ色々振り返ってみると、Xってクモの糸的だったというか、「傷なめクラブ」みたいでしたよね。

倉田　そういう面もあるけど、Xのおかげで色々な情報が集まったね。だって、メディアでは無理だもん。

中川　メディアは今回のコロナのバカ騒動でなんの役にも立たなかったですね。

倉田　しかもGoogleも役に立たなかったどころか、めちゃくちゃ恐ろしい検閲があった。「ワクチン　後遺症」とか「ワクチン　被害」で検索してもなかなか出て来ないとか、色々トリックがありました。

中川　鹿児島の森田洋之医師なんて、感染対策とワクチンに疑問を抱く動画をYouTubeに公開したら削除されて、動画の公開場所をニコニコ動画に変えました。そして、2023年以降、Xでも両方に疑問を抱くと「コミュニティノート」が書き込まれてデマ屋扱いされるようになった。大手メディアだって同じ論調です。2024年9月、NHKの収録があったのですが、スタッフからは「中川さんのお考えはわかっていますが、マスクとワクチンの話はしないでください」と言われました。

倉田　それって医療系の番組？

中川　歴史です。オレたちはメディアに従事している人間だけど、そこはおかしかったと認識しています。

倉田　マスクもワクチンも関係ないじゃん！

中川　いや、歴史上の人物を振り返り、現代のビジネスマンに当てはめる番組です。この回は「我

※ナチス占領下のパリでユダヤ人を殺害した医師の生涯を描く伝記映画。ドイツ表現主義的な悪夢を彷彿とさせる世界観が評価され、マドリード映画祭最優秀作品賞などを受賞している。

が道を行く男」みたいなテーマだったので、オレがマスクとワクチンの話をすると思い釘をさされました。

倉田　これはさっきも言ったけど、中川さんは最初あまりワクチンを疑ってなかったですよね。疑ってなかったというより、どうでも良かったのかな。

中川　オレは元々「風邪に効くワクチンはないだろう」ぐらいの感覚だったのですよ。

倉田　「このワクチン危ないかも」とは思っていなかった？

中川　思っていなかった。だからオレは打っても良いかなとも思っていたんですよ。

倉田　危ないって言っているのに？　危なくても良いかぐらいの感じか？

中川　オレの場合、体がこれまで強すぎてまったく病気にならなかったですし、小さい頃に打ったワクチンで何か問題があった、という話は母親から聞いてなかったんです。さらに、自分には子どもがいないからワクチンに対する知識は全然なかったです。インフルワクチンだって打ったことないですし。

だから「7割～8割が2回打てば**集団免疫**※獲得」という話が出た頃に、「マスクを外せるなら協力するか～。海外も行きたいしな～」みたいな気持ちになったんです。

そんな中、2021年9月、若者・中年にも打てる体制が整った時、唐津で**職域接種**※※のお誘いがきました。「中川さん、唐津商工会議所でワクチンが打てますけどどうですか？　中川さんの枠、用意しますよ」ってお世話になっている商工会議所の人からオファーがきたんです。それで「行きます」って言いました。当日、会場に行ったのですが直前に「やっぱり打たない。

いや、これ怪しいだろう」と。本当に直前、５分くらい前に考え、辞退しました。

倉田　なんで怪しいと思ったの？

中川　そこは直感としか言いようがないです。オレはこのワクチン打っちゃいけないと思った。それに加えて「このウイルスってそこまでヤバくないよな」という確信が出てきたんですよ。５分前にそう思い、その商工会議所の人に「コレ、モデルナなんですよね……。実は近々テレビ朝日の職域接種でファイザーを打てることになったんですよ」と適当な嘘をついてそこから逃げたんです。

倉田　不思議だね。だって私が、２０２１年の夏に「このワクチンはやめた方が良い」と言っても言っても、打つつもりだったから。

中川　そうなんですよ。倉田さんとは21年の８月に会っていて、ワクチンの話もした。それで21年の９月に唐津の職域接種に行って……。さらにこの唐津の職域接種の数日後にテレビ朝日で「ＡＢＥＭＡ Ｐｒｉｍｅ」という報道番組に出て忽那賢志医師と、パックンとワクチンをめぐって大喧嘩をするに至り、オレ自身は「反ワクライター」の名を獲得した。

倉田　別に私に言われたからじゃないよね？　会場で倒れた人を見たからとか？

中川　いや、倉田さんからの助言についてはたぶんその時ピンと来ていないと思います。そこは本当に物心ついてからワクチンと無縁の人生を送ってきたから。

あと、会場で倒れた人は見ていませんね。ただし、９月のその会場で皆嬉々として受けているのを見た瞬間に、「これきつい注射じゃないのか？」と思ったんですよ。皆さん、「カロナー

※　人口の一定数以上がウイルスや細菌に免疫を持つようになり、それ以上感染が広がらない状態のこと。

※※　企業や大学の単位でワクチン接種を行うこと。職域接種では当時モデルナ製のワクチンが使われた。

ルとスポーツドリンクと冷えピタは買ってます！」なんてフェイスシールドを着けた看護師に楽しそうに言っている。これは異常な信仰だな、と思い打つのをやめたんです。あとはXでも体温計の数値を紹介して「キタキタキター！　39℃！　これでオレは超人だ‼」とか「発熱自慢」をしていた。こりゃヘンなワクチンだな……という気持ちは会場で増幅していったのですが、これはただの直感だったと思います。

倉田　私、中川さんはお酒を飲みすぎるのもそうだけど自分の体をそんなに大事にしてない人だと思っているから。ワクチンが体に毒でも必要だったら打つという感覚の人だって思っていたの。実際1回目のワクチンの時は、1億人ぐらいが打ったわけじゃん。でも「やっぱりこんなワクチンはいらねえな」って途中で皆気付いて、今や8分の1ぐらいしか打っていないわけで。

中川　7回目の2023年秋接種は1700万人しか打っていない。

倉田　とんでもない数を購入して、とんでもない数が無駄になっているわけじゃない。それで誰も責任を取っていない状況です。何兆というめちゃくちゃなお金を使っているのに。億じゃなくて兆だからね。それが外国の製薬会社に流れているわけですよ。

中川　モデルナやファイザーですね。ファイザーなんてバイアグラで初めてオレは名前を知った会社だし、しかも数々の訴訟を抱えた過去がある企業です。

倉田　バイアグラの件は別に良いと思うけど（笑）。**薬害をめちゃくちゃ出している会社**※だよね。とんでもない数の薬害を出しているから。賠償金もとんでもなく払っている会社でもあるけど、「その賠償金を日本の税金で補填しています」という話ですよ。「このワクチンがどうだったか？」みたいな総括はもっと時間がかかると思う。なにせトップの人たちが皆推奨して恩恵を受けたから。そのトップがいなくならない限り総括はできない。

中川　トップというのは自民党ですか？

倉田　アメリカもそう。トランプだってバイデンだって恩恵を受けました。実際推進したんですよ。まあなかなか難しいよね。

中川　なんか、日本の保守派は「トランプはワクチンに反対の立場だった」とか言ってるけど、そんなワケがない。トランプこそ推進したし、日本だって当時の菅義偉首相が推進しまくった。「1日100万回」とか。記者からワクチン接種が進まないことを指摘され、会見では結構キレていました。

「こんな異常なことある？」なぜ倉田真由美は抗ったのか？

中川　今回の本の重要テーマは倉田さんとオレの思想がぴったりと合ったってことなんですよ。元々飲み友達としては仲が良かったですが、なぜかコロナでは数少ないメディア界の異端者として抗い続けた。なんで倉田さんは利益もないのに抗ったのですか？

※例えば2009年ナイジェリア・カノで行われた臨床試験で、髄膜炎の子どもに未承認の薬を出して11名が死亡。200名の子どもに重度の後遺症を負わせた。

倉田　話がループしているね（笑）。

中川　やべー、酔っ払ってる。

倉田　ちょっと具体的な話を交えてそういう話をしませんか？　せっかくレジュメを作ってくれているからね。そう。日本の左翼だけじゃなくて、言論人も皆ダメだったよね。**内田樹**※氏とかね。皆ダメだった。皆、コロナ対策推進でした。

　先の太平洋戦争で反戦を訴えた人も皆そうでした。『はだしのゲン』の一家みたいな人々は皆、石を投げられたよ。私たちも石を投げられたけど、さすがに2023年5月8日の5類化以降、石つぶての数は減った。

　それは、21年に比べての話。皆だんだん気付いてきたから。だって「コロナなっちゃったよ～」って若い子が普通に言うようになりましたよね。「こないだあの子コロナだったんだって」「へ～」みたいな感じです。

中川　2020年のあの緊張感と「コロナにかかったオレは死ぬのか……。周りにうつしていないか……。ごめんなさい！」的雰囲気はとくに22年は消えてましたよね。それだけ日本の陽性者数が多すぎたってのもあったのですが。さすがに21年まで怖がっていた人々も「そろそろ日常に戻ろうか」って気持ちになったんじゃないですかね。

倉田　今回の本を皆に読んでもらいたいのは、反省してほしいからです。なかったことにしないでほしいんです。コロナでやらかした失敗、使ったお金、出た犠牲……、そういうものを忘れないでほしいし、反省してもらいたいのです。

だって、決してメディアはしないんだもの。「コロナが明けて、やっと日常が戻ってきましたね！」ぐらいしか言わないんですよ。一体「コロナが明けた」って何？　ウイルスはどう変わったの？　あなたこのウイルスがどれぐらいの致死率か知っているの？　どういう変遷をたどったかわかっているの？　ルールだけで世の中が変わっていく弊害にも気付いてほしいし、反省してほしい。

中川　メディアは恐怖を煽り続けたくせに、コロナ関連の話題の視聴率が落ちたり、視聴者があまり怖がっていない様を感じたら「コロナが明けた」みたいな論調にした。あのさ、ずーっと明けていたの。結局、メディアの煽り報道と人々の恐怖感が「コロナ騒動」を作っていただけ。そこに異論を呈したオレたちは完全に反社会的勢力扱いされて糾弾された。お前ら一般人が一番悪いんだよ。

バカだからビビりまくってまともな判断もできず「大変だ大変だ」「ワシ、死ぬんか！」「おじいちゃん、おばあちゃんを守ろう！」みたいなパニック状態に入った。それがこんなに長く続いた。しかも、こうしてパニックに陥るバカどもは「悪者」を見つけようとする。

それがマスクとワクチンを拒否するオレとか倉田さんだったんです。結局、専門家も政治家もメディアも悪いけど、彼らの言う危機感を信じる羊のごとき一般大衆が最大の戦犯だったとオレは思います。だって、自ら進んで公共交通機関やらスーパーでは「お客様、マスクを……」なんて追いかけ回してきたし、群馬県なんてワクチン打った若者には1人に**スバルの車をプレゼントするキャンペーン**※※を展開。そこに群がった。サーティワンのアイス1スクープ無

※ フランス文学者。リベラルの論客として知られており、コロナ禍初期の2020年9月に岩田健太郎との共著で『コロナと生きる』（朝日新聞出版）を上梓している。

※※ 群馬県太田市にスバルの製造拠点がある縁で、2021年9月末までに接種を終えた者の中から抽選で1名にスバルの「XV 1.6i EyeSight」、さらに350名に副賞（？）で県内で使える旅行券が贈られた。

料とか、そんな安いモノにつられるほどお前の命は安いのか！

無料PCR検査※が補助金対象で儲かるとわかった業者も多数登場しましたが、テレビのニュースで見たのは、9回検査を受けたという女性。1回500円の商品券をもらえるから何度も並んだんですって。

倉田　本当に大衆が狂った騒動だったとも思います。こうやって簡単に狂わすことができることが今回証明されました。一旦この騒動を総括し、何が正しくて何が誤りだったかは検証しなくてはならない。そうでないと、もっと恐ろしいことも起き得るし。戦争だって起きると思う。こんな簡単にお上とメディアの言うことを聞くのであれば、「皆戦争に行っちゃうよな」と思いました。従順にマスクを打ってワクチンを打ってさ、皆これ戦争に行く人たちみたいなものだな、と思いました。そして、親は我が子にまで戦争に行かせるわけですよ。かつて、「お国のために死んで来い」が当たり前だった国です。たぶん2019年までの歴史観では、「こんな異常なことある？」という考えが大衆に定着していました。それがコロナで一気に太平洋戦争の時の異常な空気感になった。

倉田　私は子どもに「戦争行くぐらいなら国外脱出しろ」って言うよ。国のためなんかに犠牲になるなって。そんな考えは非国民で許されなかったわけですよ。人間って怖いね。訳がわからないことに、自分の子どもの命まで使えちゃう。恐ろしいことだよ。

私が日本人の嫌いなところはコロナで本当いっぱい増えました。ひとつは「他人に迷惑をかけるな」という考えが大事なこととして、子どもに教える親が多いこと。そんなことは105

番目とかで良いよ。もっと下でも良い。

中川　オレだったら「幸せに生きる」が1位で2位は「自分の大事な人の幸せを願う」で、3位は「他人から必要とされる」で、4位が「カネを稼ぐ」ってところになり、基本は自分本位であろうと思う。「長生きする」は別にどうでもいい。

倉田　他人に迷惑かけるとか、かけないとかが一番上に来るのはおかしい。大事なことはそういうことじゃない。他人に迷惑をかけない、他人にどう見られるかごときが大事になると戦争に行くし、マスクをつけるしワクチンもすることになるの。もっと大事なことがあるから。他人に迷惑かけても戦争に行くなって言いたいよ。「お前のその態度のせいで皆罰せられる！」とかいうこともあるのでしょう。だから？　私は戦争に行くなと言うよ。自分の子どもに。絶対ダメだよ。

中川　1939年にアメリカで発刊された『**ジョニーは戦場へ行った**※※』という反戦小説があります。アメリカでも戦争に反対する人はいたわけです。内容は民主主義のため、進んで戦争に行くジョーが被弾して目鼻口耳、そして病院収容後に四肢を失うというもの。これが1971年に映画化されました。そして、1988年、メタリカのMV『**One**※※※』の冒頭では、この映画で父と10歳の息子（ジョー）のこんなやり取りが登場します。

〈**父**　お前は民主主義のため、世界を平和にするのだ！

ジョー　民主主義って何？

父　私にはそれはいつもはっきりとはわからない。しかし、別の形の政府の場合（※おそら

※　PCR検査では1件につき最大1万5000円の補助金が付いた。そのため悪徳業者も現れ、東京都では17の業者が約21億円の補助金を不正に申請していた。また、3000円で唾液を収集して検査数を水増しする業者もいたという。

※※　作者はダルトン・トランボ。反戦的な内容が問題視され、第二次世界大戦末期や朝鮮戦争時には事実上の発禁扱いだった。ベトナム戦争時の1971年、トランボ自身の脚本・監督で映画化される。

※※※　メタリカの代表曲。この曲でメタリカは初のグラミー賞を受賞する。

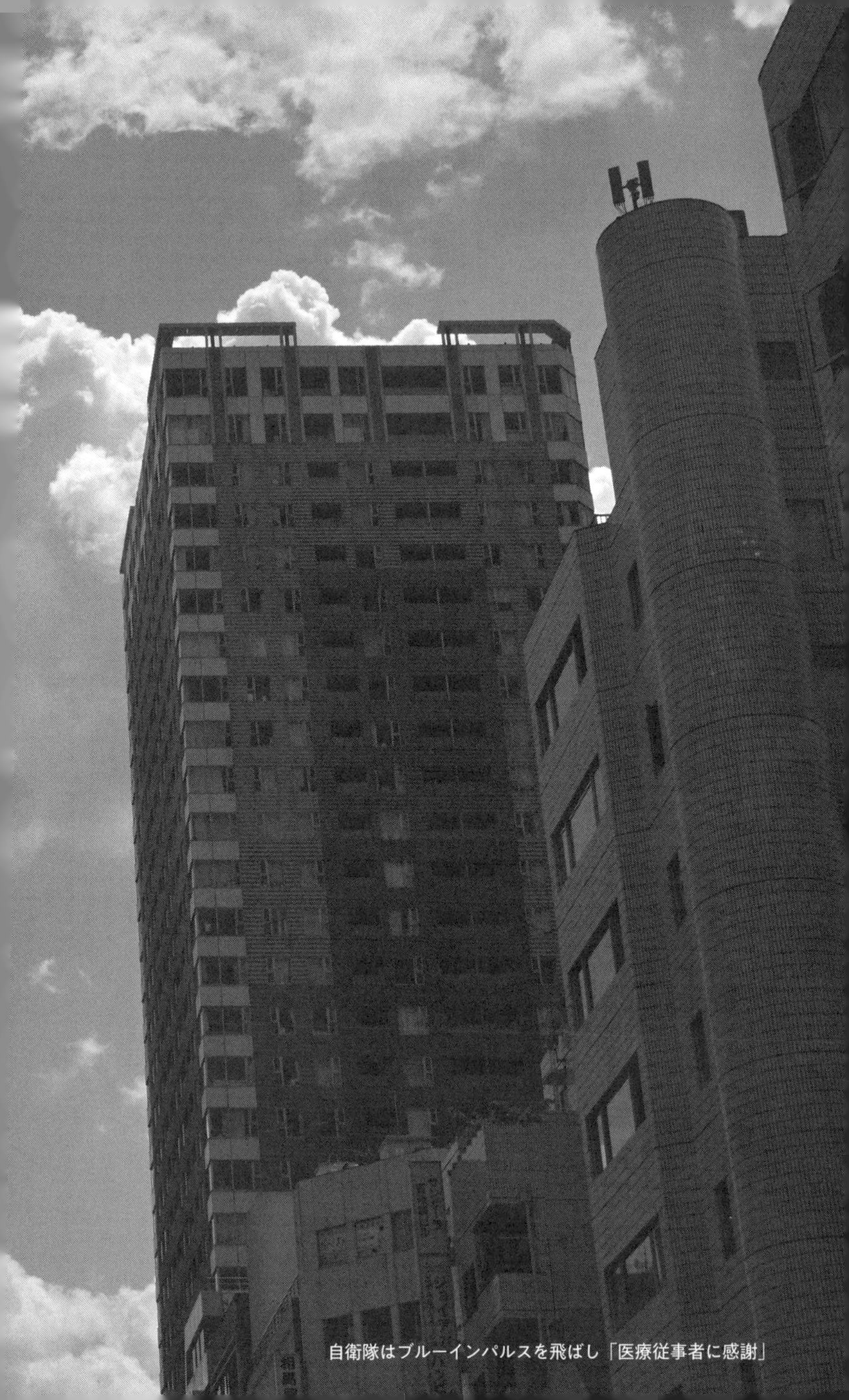

自衛隊はブルーインパルスを飛ばし「医療従事者に感謝」

く民主主義陣営。父親は共産主義者)、若者が殺し合うことを意味するのでは、と思っている。

ジョー 僕の番が来たら、パパは僕にも行ってもらいたいと思う？

父 民主主義のためには、すべての男はただひとり授かった息子を差し出さなくてはならない。〉

メタリカは1988年にこのシーンを使ったから反戦の側にいたわけです。しかし、1989年に湾岸戦争に突入して以来、アメリカは何度も戦争をした。時代背景としては戦争の時代とコロナの時代は合致しているんですよ。そして、民主主義は全体主義と実に相性が良いことがわかった。

倉田 戦争の時は、「オレが隊を抜けたら皆が懲罰を受ける。だから行かないと」とか「だから飛行機に乗ってミサイルにならないと」みたいなさ。人間魚雷にならないとみたいな。そんなことがこんな世の中ではまかり通ってしまうよ。そして、「そういう我が子を誇りに思います」みたいなイカれた親。本当に恐ろしい。何より大事なのは人に迷惑をかけないことではなく、自分の命を守ることではないでしょうか？　子どもに自分の命を守ることを一番に教えないで、何を教えるんだって話。

さっき中川さんも言ったけど、コロナは戦争と同じですよ。予行演習させられたと思った。うん。こんなに「右にならえ」をする国だから、皆自分の子どもを戦地に送ってしまうよ。ウクライナを応援しているぐらいなんだから。あの戦争で何万人死んでいるの？「すぐ戦争を止めましょう」と思うのが当たり前の感覚じゃん。なのに、「武器を送りましょう」とか「ウクライナを応援しましょう」とか。「ウクライナを応援しましょう」＝「戦争」だからね。そういう人たちがいっぱいいることが恐ろしい。

中川　しかも、日本がウクライナを支援したら、我々の隣の国であるロシアとは敵対関係になることすら考慮に入れず「ウクライナへの思いを」とやってXのＩＤにウクライナ国旗を入れまくった。倉田さんは一度、「戦争をしない国にした方が良かった」みたいなポストをして叩かれましたよね？

倉田　私は戦争がらみで何回か炎上しています。戦争を辞さない人がやっぱり多いから。とくに攻撃的な人はそういう人が多いよね。

中川　あれは右翼がすごく反応していましたね。

倉田　右翼は戦争する人たちだからね。国を守るために戦争を辞さない人たちだからね。いやいや、私は国のために子どもを殺させないよ。国なんかより子どもの命が大事だよ。皆がそう思えば良いんですよ。自分の命と子どもの命を守る、と思えば戦争なんか起きません。だから戦争を回避するための外交をするのが先決なのに「攻め込まれたらどうするんだ！」みたいなことを言うんです。「攻め込まれたら戦います」とか勇ましいことを言ってますが、ウクライナでもう何万人も若者が死んでいますよ。

中川　日本の軟弱な若者が戦えるかっつーの。どうせ「米軍と自衛隊が守ってくれる」なんて考えて、いざ戦争が始まったら今度は米軍と自衛隊の基地の近くで「兵隊さんと隊員に感謝！」なんて名目で花火打ち上げますよ。医療従事者に感謝するために**ブルーインパルス飛ばした**※国

※東京の空をブルーインパルスが飛行することについて接触事故の危険性が指摘された他、政治利用、さらに医療従事者に対する経済支援を手厚くした方が感謝の気持ちを示せるという批判が出た。

ですから。

倉田　ウクライナの戦争がこのまま続いたら「最後の1人になるまでやるの?」という話ですよ。今、若い女の人まで徴兵しているからね。私に突っかかってきた人々はそういうことをしたいのかなと思いますよね。たぶん、したいんでしょうね。国を守るというお題目で。

「自分が何を大事にしているのか」世間体を守ることが至上命題

中川　オレ、昔右翼雑誌をネット向けに編集する仕事していましたが、その雑誌の寄稿者がことごとく勇ましいことばかり言っている。「もしも日中が開戦したら自衛隊は数日で中国軍を制圧できる」みたいな記事ですね。それに読者は「そうだそうだ!　日本と中国では武器・戦闘機・駆逐艦のレベルが違う!」みたいなことをネットに書く。

倉田　そういう好戦的なのは野蛮なことですよ。でもこういうことが美しいとか、正義だと思っている人が昔から多い。赤穂浪士とか白虎隊の話とかもそうじゃん。あの人たち死ななくて良かったのに、殿様のために命を無駄にしているわけ。それが美しかったんだよね。でもそれが格好良い物語として日本では描かれてしまう。吉良上野介を殺すために皆で死にました。これが美しい話だと私は思わない。

中川　「殉死」がキレイなものとして描かれている。三島由紀夫の自決も同じです。

倉田　コロナ禍では「自分が何を大事にしているのか」が出たよね。「世間体が一番大事」みたいな人が多かったというのが、私の結論です。「子どもの命」とかまで幅広い認識をしていなくても、「子どもの自由」とか「子どもの呼吸」とか「健康」「健全な発育」とかそんなものよりは少なくとも世間体が大事な親が多かった。

中川　あとは自分自身が世間から後ろ指さされないようにすることと、職場で波風立てないようにすることを重視する人が多かった。

倉田　マスクって、呼吸が苦しいなって多くの人が思うはずですよ。だって寝る時は苦しいから外すでしょ。全員が苦しいけど、世間体、皆に後ろ指さされないことが大事な人が多かった。

中川　それが1億人いたってことだね。どうせ、家に帰ったらマスク外すんでしょ。寝る時も外していたはずですよ。オレの元知り合いで**常見陽平**※氏っていう大学准教授がいるんですが、2022年まで彼と外で会って彼と一緒にいるとずっとマスクをしている。車で彼の家に行って宴会だー！　って時、車の中でもマスクをしている。でも、家に入ったら突然マスク外すんですよ。外にいる時は世間の目が、そして車に乗っている時と降りる時は近所の人の目が恐ろしかったんじゃないかと思います。

倉田　自分と自分の健康、自分の子どもの健康以上に大事なものなんてないでしょうにね。

中川　それなのに「世間の目」「世間体」を守ることが最優先された。本格的にバカな国でバ

※労働社会学者。中川とは一橋大学時代からの友人だったが、コロナ観の相違をきっかけに現在は絶縁している。

カな国民だと思いましたよ。

倉田　こうしたことを経て、私はさっき言った大学時代のサンタの帽子のことを思い出しました。人と違うことをしても平気がどうかということですね。でも反コロの著名人って本当にいないよね。ジャーナリストの**山路徹**※さんぐらい？　お兄さんがワクチンで亡くなったから。

中川　あとはASKA氏、伊原剛志氏、そしてワクチン打った後にがんになった原口博一議員らは挙げられると思います。

倉田　そういう人以外いないよね。**GACKT**※※さんとかワクチンのこと結構ディスっていたけど、途中で消えてしまったし。この間復活したけど。あと、格闘家の朝倉未来さんとか結構言っているね。「ワクチン反対。オレは打ってませんよ」って。でも言論人では全然いない。だから芸人が松本さんみたいにちょこちょこ「マスクとか意味あるんですかね？」みたいなことを生放送でゲリラ的に言うぐらい。あとブラマヨか。ブラマヨの方は2人ともわりと……。

中川　特に吉田さんね。テレビのコメンテーターでは古市憲寿さんと三浦瑠麗さんぐらい。

そうした言論封殺の時代を経て「なんかコロナ、終わったかもね」という空気感になった2024年、医クラはこんなストーリーを作り出している。

「コロナが収束したのは、専門家の適切な助言と医療従事者の奮闘、それに政治家のリーダーシップ。そして何よりも民度の高い国民がマスクとワクチンをはじめとした感染対策に協力的だったから。ワクチンも絶大なる効果を発揮し、多くの人の命を救った」とね。頭の中で『アルマゲドン』の歌が流れてるんじゃないですかね。

※　ジャーナリストとして世界各地の戦争・紛争地帯を取材。実兄がワクチンを接種した2日後に急死。以来コロナワクチンに疑惑を持ち、2024年5月には免疫学者・村上康文との共著『今だから分かる、コロナワクチンの真実　世界の実態と日本の現実』(花伝社)を上梓する。

※※　自身のライブ配信でファイザー製薬に関する疑問などを口にしていたが、2021年9月神経系疾患の悪化を理由に芸能活動を休止。2022年6月に復帰以降は、以前のようなコロナに関する言及はしなくなった。

第4章

非合理と不自由を強要する異常さ

中川淳一郎

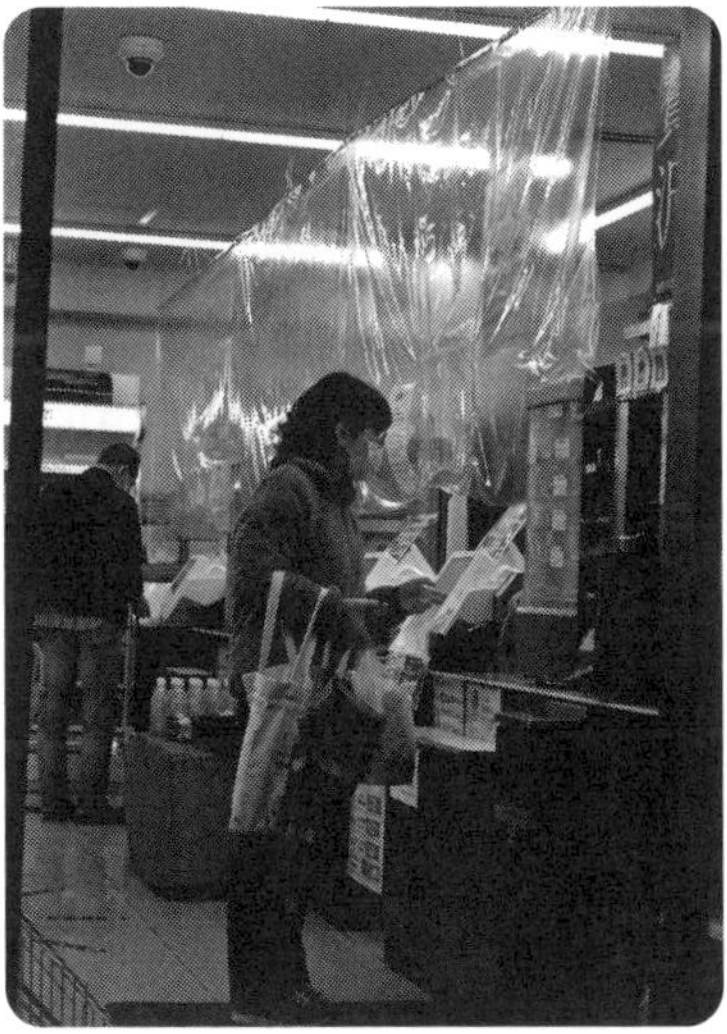

コロナ騒動の4年間は、私・中川淳一郎が日本という国にほとほと愛想を尽かした歳月でもある。万人が万人に対して新型コロナウイルスの恐怖を煽り、「健康」を強要しているうちに、気付くと日本だけが取り残されて衰退した。まったくバカらしい。本章ではそんなバカげたコロナ騒動を、私がこの目で直接見たものを交えて紹介しよう。余談だが私はこの4年で多くの友人を失ったが、それはかえって良かったとさえ思っている。なぜならそれ以上に得難いものを、私は手に入れたからだ。

「とんでもねぇ世の中」1億総「壮快」読者の誕生

コロナを経て「とんでもねぇ世の中になっちまったな」という感想を抱いた。何がとんでもないかといえば、「1億総『壮快』読者」になってしまったということである。「壮快」とは、主に高齢者が読む健康雑誌のこと。2024年6月初夏号の表紙にはこうある。

〈「100歳レモン酢」　12kg10kgやせた！　血圧、血糖値が降下　シミ、体臭、耳鳴り、ひざ痛が消えた！〉

〈「糖尿病はラクして治せ！」朝食を抜かない　ながら通勤　478呼吸　1分早歩き　ぬる温浴　日光浴　ノート術〉

〈3分でOK　腰痛、ひざ痛、首・肩こり、便秘が解消　13kg5kgやせた！　視力もアップ！
「硬くて冷たい体が一瞬で変わる！　自力整体」〉
〈名医がズバリ教えるQ&A「緑内障でも大丈夫！」〉

こんな調子で「こうすれば健康になる」がズラリと並ぶ。コロナ以降の社会は「こうすれば○○にかからない！」「○○にかかってしまった場合はこうすれば改善する！」と様々な病気を挙げ、手を品を変え、「専門家様」の意見を聞いた。すっかり「病気恐怖症」に陥った一般大衆は、健康を一義的に考える行動に走った。「自由」や「娯楽」「快楽」よりも「健康」を優先させたのである。

恐怖を煽るにあたり、華々しく登場したのはまずは「後遺症」である。さらには「**変異株**※」もなかなか効果的だった。若干コロナに対する恐怖感が減った２０２２年、**サル痘**※※が登場した。その後コロナが5類になったら今度は「インフルエンザが２０２０年以降初めて流行の兆し」が来てRSウイルス、ヘルパンギーナといった一般的な「夏風邪」も問題視された。あとは「はしか」の感染力の高さが喧伝された。そして完全にコロナに飽きた時に登場したのが２０２４年6月の「**劇症溶連菌**※※※」である。これは「殺人バクテリア」だの「致死率30%」だのとおどろおどろしく報じられ、これもいつものおなじみの感染症専門家が解説を加えた。ただし、ワクチン後遺症やワクチン接種後死亡は華麗にスルー。

これを受けて学校や職場、さらには商業施設は「インフルエンザが流行の兆しがあるためマスクの着用をお願いします」と来た。２０２４年6月は再びコロナ報道が増え、第11波が取り

※ 流行する中で遺伝子情報を変化させたウイルスのこと。2024年夏には「KP・3」と名付けられたコロナ変異株が流行した。

※※ 1970年に現在のコンゴ共和国で初めて人への感染が確認されたウイルス。2022年5月から欧米で感染が拡大した。感染すると発熱や頭痛、リンパ節の腫れなどの症状が数日続いた後に発疹が出現する。

※※※ 手足の壊死や多臓器不全を引き起こす感染症。ショック状態が起きて死に至る場合もある。2024年現在、過去最大のペースで流行していると報道されている。

沙汰されると同様の注意喚起がされ、コロナ脳はX上で「頼むからマスクをしてくれ」と書く。もう意味不明の「感染対策依存症」のような状況になっているのだ。まぁ、テレビとコロナ脳が、であるが、こいつらがかなりの影響力をもたらし続けている。

その頃、沖縄も増えてきたが、これは例年通りのこと。沖縄は毎年最も早く夏のコロナの波が来る。それを受けて「**沖縄はワクチンの接種率が日本一低いせいだ**※」と畳みかけてくるのである。コレ、相関性はない。都合の良いデータを取り出しているだけだ。私のいる佐賀県は2回接種率が約79%と低いが、陽性者率で上位になることは珍しい。都合の良いデータだけを取り出して「ワクチン接種率が少ないからだー！」とやるのは定番。47都道府県を比較すると決してワクチン接種率が低い自治体の陽性者率が高い、という明確な結果は出ない。「まぁ……、傾向は見いだせないですね」としか言いようがない。

あと、彼らコロナ脳は「マスクをしないヤツがゴホゴホと咳をしていて殺意を覚えた」などと、いまだに言い続けている。要するに全員マスクをしろ、と言いたいわけだ。

確かに命と健康は大事なのだが、コロナ以前、そんなに子どもや若者まで健康について考えていただろうか。体にガタが来て、レモン酢を飲んでなんとか改善したい人や、糖尿病に苦しむ人が症状を緩和するために「壮快」を買うことには何も言わない。これはその人が長生きしたい、健康でいたい、体の不調を治したいといった願いを叶えるため、自発的に購入しているからだ。

しかし、コロナの時は「万人に対して健康を押し付け、さらには他人の健康のために自分は努力をする」という異常な状態に陥ったのだ。２０２４年5月8日、ＷＨＯによる**パンデミック条約**※※に参加するかどうかを決める会合があった。大勢の人による反対デモやパブリックコメントもあり、日本は参加せず。いや、世界各国が「もういいか……」という状態になったため日本もそこに乗っかっただけだろう。とにかく自主性がまったくない。欧米各国が２０２０年にエラいこっちゃ、エラいこっちゃ！　とやっている時に「さざ波」だった日本もその祭に乗り、過剰対策が開始。彼らが２０２２年に対策をやめたら今度は臆病すぎるバカ国民に寄り添って「ヨソはヨソ！　ウチはウチ！」となる。要するに安心・安全のためだったら自由などどうでもいいし、「何かがあったらどうするんだ！」という責任回避に長けた臆病者が多いだけの国なのだ。このＪＡＰ国は。

コロナ騒動を経て日本が大嫌いになった

今や私は日本は大嫌いだ。ＪＡＰと蔑称で呼ぶにふさわしいくだらない衰退途上国である。

正直、コロナ騒動を肌で感じ、新たな感染症やウイルスの名前を出し、連日恐怖を煽り対策を呼びかければ愚かな人類（とくに日本人）はそこに従うことがよーくわかった。問題はそれ

※　例えば、２０２３年の秋接種の接種率でも沖縄は47都道府県の中で最下位の11・8パーセント。全国平均の22・7パーセントを大きく下回った。

※※　コロナが流行した際、先進国と途上国の対策に格差が生じたことを踏まえて、将来のパンデミック発生に備えて途上国への支援策などを盛り込んだ国際条約。

がインチキなものであったことを国民の半数以上がいつ気付くかである。欧米各国は2022年初頭には気付き、一気に正常化に舵を切った。いや、2021年のMLBの試合を観るとわかるが、観客はもうマスクをしていない。アフリカ諸国はワクチンの普及前から「オレら一抜けするわ」となった。一方、我が日本では東京五輪を無観客で開催し、記者にはPCR検査を要求し、選手は競技が終了したらすぐにマスクを着けさせられ、ハーハー言いながらインタビューに答えていた。

そして、国民の半数以下がその茶番性に気付いたのはおそらく2023年の7月だろう。猛暑の夏だったが、さすがにマスクをするのも苦痛で外す人が激増した。そこで多くが気付いたと思うのだが、それまでの感染対策を否定したくないし、2~4回は打っていたワクチンを否定したくもない。ワクチン後遺症やワクチン後死亡については「4億回以上打ってますので、このくらいは普通のことです」という医クラ・医者の言うことを信じている。いや、これまで45年間で打たれたワクチンすべてを上回る被害がこの数年間で発生しているのですが……。あと、病気にならないための予防接種で病気になるのは本末転倒だ。しかし、なんとしても新型コロナワクチンの被害を認めたくない人が多すぎる。

だからこそズルズルと続いているし、今やコロナ脳の残党と責められたくない専門家がなんとか自分たちにとって都合が良いストーリーを作ろうと足掻いている。これは倉田氏との対談でも言及したが、対策を推進した専門家や厚労省の幹部、政治家が死ぬまで終わらないだろう。薬害裁判で国やファイザーの敗訴が相次いだとしても最高裁まで長引かせれば死ぬまで彼らは逃げ通せるかもしれない。その点、私は悲観的だし、つくづく自分が社会の風潮に抗ったのはバカだったとは思う。感染対策、ワクチンを絶賛しておけば、16ページ300万円の啓発冊子受注もできていただろう。

この後の「珍設定」「珍風習」でも紹介するが、私自身は「意味がないことをするのがたまらなく嫌だった」「皆、無駄だとわかってるのに『みんながやってるから』『そのように求められたから』とバカなことをしている様を見るのがツラかった」ということに行き着く。要するに非合理的かつ自己判断と自由がないことを強要されるのがここまで嫌だったのか！　オレはここまで自由を求めていたのか！　ということに我ながら驚いたのだ。

その二大巨頭ともいえるのが病院を除けばスーパーと飛行機である。スーパーについては、入口に長々とこんなことが書いてある。

〈新型コロナウイルスの感染拡大が続いています。お客様におかれましては、マスクを着用したうえで、入口での検温と**アルコール消毒**※へのご協力をお願いします。必要最低限の人数でのお買い物と、レジでは前のお客様との距離を取るようご理解とご協力をお願いします〉

そして、マスクをせずに店内に入ると1分後にはピンポンパンポーンと注意音のアナウンスが流れ、こう来る。これは録音されたものではなく、肉声である。

〈新型コロナウイルス拡大防止の観点からお客様にはマスクの着用をお願いします。他のお客様の不安もありますため、なにとぞご理解・ご協力のほどよろしくお願いいたします〉

実際、こちらを追いかけてくる店員もいたし、なんでマスクに対する信仰がここまで強くなっ

※　マスクのケースと同様、アルコール過敏症という体質の問題のためエタノールを使った消毒ができない者がいた。アルコール過敏症は皮膚にエタノールが触れるとかぶれたり発疹が出る他、揮発したものを吸い込むだけで体調不良を起こすこともある。

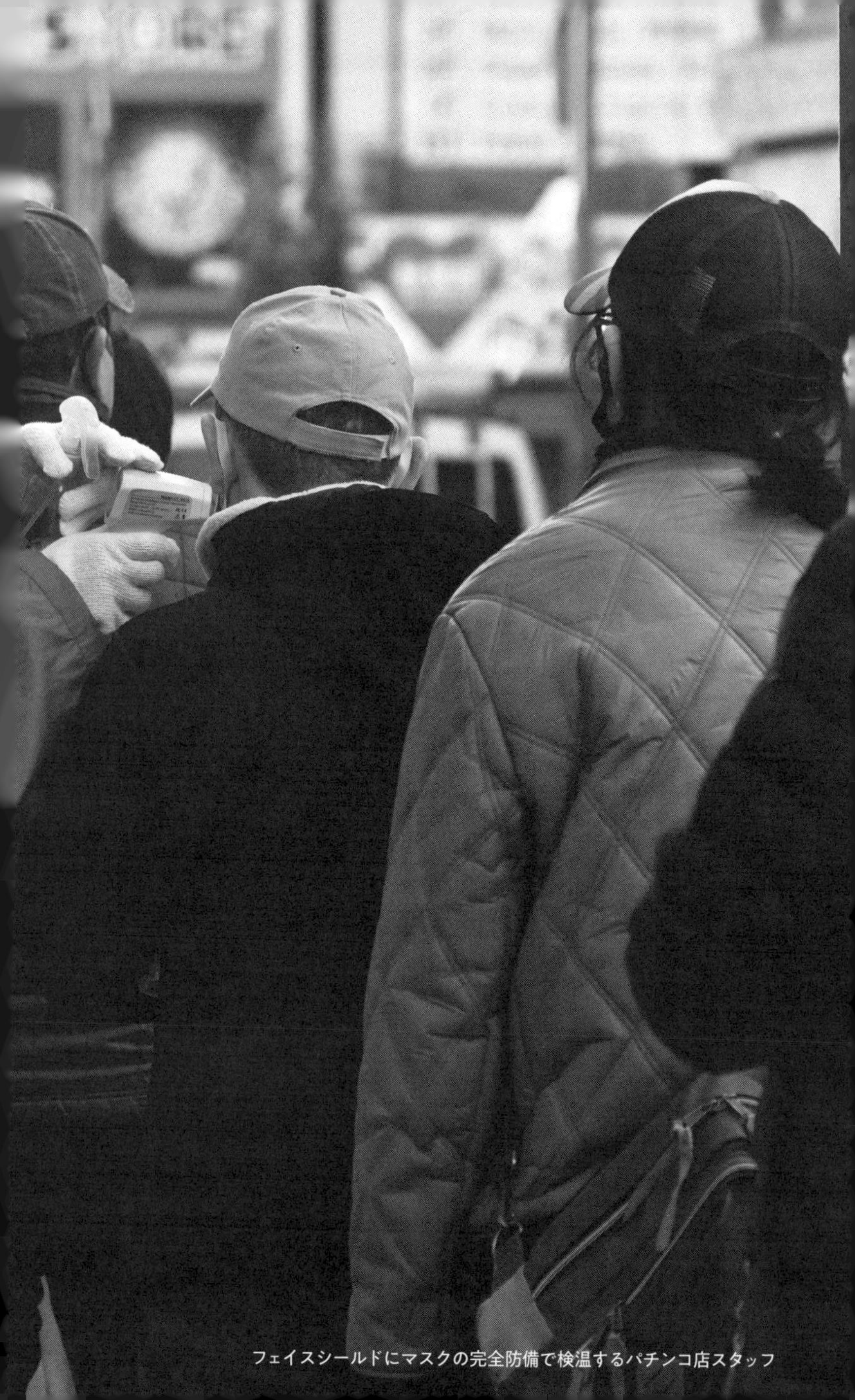

フェイスシールドにマスクの完全防備で検温するパチンコ店スタッフ

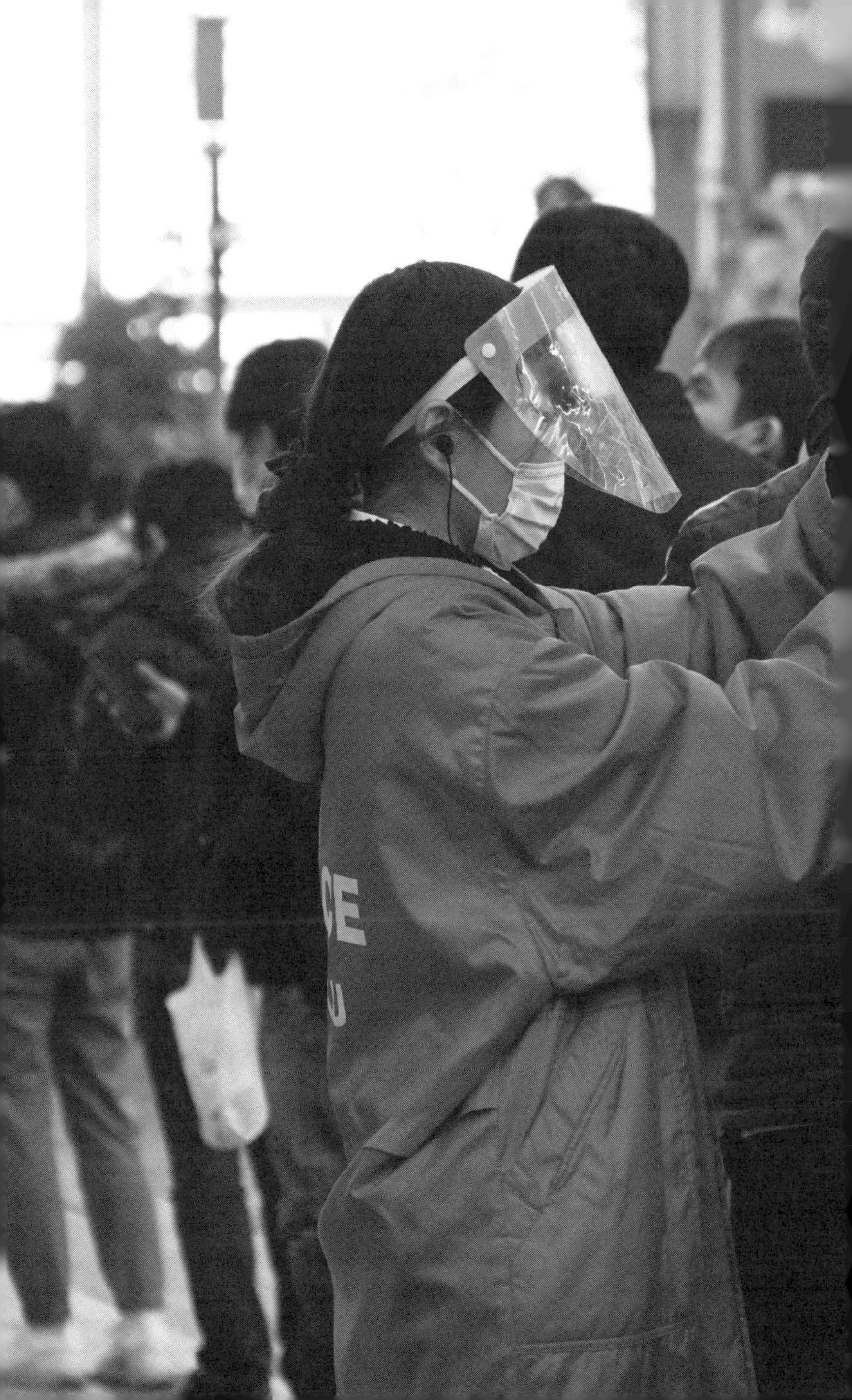

たのか。まぁ、クレーム対策の面が強いだろう。コロナ脳から「マスクをしていない客が入った場合はすぐに肉声アナウンスで着用を促してください」などと言われたはずだ。そして、そのスーパーではいまだに従業員のマスク率100%である。いつまでやるんだよ(笑)。

続いては飛行機である。空港内部はほぼ100%のマスク率だった。自動発券機にマスクをせず向かうと「お客様、マスクはお持ちですか？」と航空会社の地上係員がやって来る。これに対しては「ここは空港。あなた方の管理している場所ではない」と言い放ち、後はその彼女のことは見ない。それでも追いかけてくることがあったが、そこは無言で怒りを露わにし、相手にそれ以上追いかけさせないようにする。

続いて手荷物検査に入るが、ここでも「マスクの着用をお願いします」と来る。ここは空港の管轄だ。利用できないのも困るので、ここはコロナ脳が大好きな「**施設管理権**※」「ルールはルール」に従ってマスクを着ける。そして検査が終了したらすぐに外す。ちなみに5類化以降、多くの店舗・施設がマスクを外した。コロナ脳は「マスクを着用する自由を！」「奪マスクは許せません！」「従業員はマスクをしてください！　飛沫トッピングなんていりません！」と発狂したが、ひと言返してやる。

「施設管理権があるんですよ～。店が決めたルールがあるんですよ～」

実に身勝手な連中だ。そして飛行機に乗る時もこの施設管理権に従い、マスクは着けた。だが、スケスケで口と肌が見えるようなマスクである。唐津の屋台の女将からもらった。なんらかの作業用マスクだというが、これは確かに呼吸がしやすい。

※施設の管理者が施設

私の場合、マスクをしている姿を他人に見られるだけで恥ずかしく、屈辱を感じるため、飛行機のタラップに並ぶ時、機内では徹底的に下を向いていた。機内サービスの時も囚人の監視人たるCAとしゃべりたくないため、下を向いて寝たふりをしていた。こうしていたのだが、一度スケスケマスクがバレた。

「お客様、そのマスクでは……」と言われ、新品のマスクを持ってきて「これをお着けください」と渡された。この航空会社では、**ピカチュウのマスク**※※を降機時に1枚もらえるのだ。それを前倒しでもらったわけだが、余計なお世話だ！

CAは座席のリクライニングを倒していないか、荷物をキチンと前席の下に入れているかなど安全運航のために目を光らせているが、乗客がスケスケマスク以外をしていないかにも目を光らせているのだ。この時、「お前ら乗客の楽しみのために入社したんだろ？　だが、もはや『空の看守』だろ」という気持ちになった。

私は毎月「**ABEMA Prime**※※※」出演のため東京へ出張していたが、とにかく飛行機の往復約3時間30分が苦痛でたまらなかった。しかし、新幹線だと往復11時間もかかる。さすがにその選択肢はなかった。

飛行機の茶番性については、色々あるが、代表的なものは、改札前とタラップで行列をしている時は前の乗客との距離を空けるが、飛行機内に入るとギッチギチであることだ。まぁ、すべてが「なんか対策しています」「国土交通省のガイドラインに従ってます」というアピールだったと思われる。さらには酒を提供しないことも意味不明だった。「酒を飲むと気が大きくなり

を包括的に管理する権利・権限のことで、コロナ禍ではスーパーなどで客にマスクの着用を求める際の根拠として用いられた。

※※　スカイマーク機内で2020年7月から無料配布されていたマスク。名物マスクとしてポケモンファンを中心に好評を博していたが、2022年2月6日をもって配布サービスは終了した。

※※※　インターネットテレビ局ABEMAで平日21時22時台に生放送される報道番組。先鋭的なテーマを取り上げることが特徴で、コロナに関しても接種後の死亡認定についてなど地上波では放送が難しい問題を特集している。

声が大きくなる」や「マスクを外す時間を少しでも短くする」といった説明をするだろう。ならばいっそのことコーヒーやジュースのサービス、果てにはペットボトルの持ち込みでさえ禁止すべきではないか。コロナ対策についてはこのようにすべてがフィーリングと「社会がなんとなく容認した空気感」がそのやり方を規定したのであった。バカバカしいったらありゃしない。

なお、私は「マスク着用できません」という事前の申請まですする気はなかった。マスク嫌いな人々からはその申請を事前にしておけば、首から「マスク着用できません」のカードをぶら下げ、一箇所に固められると聞いたし、「中川さんも申請すればいいじゃん」と言われた。

だが、そのように「私は反社会的勢力です」というカードを首からぶら下げてまで飛行機には乗りたくない。しかも、マスクはしないでいいが、あの間抜けなフェイスシールドを付けさせられることもあるという。そして航空会社側の連携が取れていない場合は、改札のところで「聞いてない」とモメ、そこを通過できたとしても機内で「聞いてない」攻撃が来て挙句の果てには乗れないことさえあると聞いた。だったら1か月に3時間半だけ屈辱に耐えるか、と思ったのである。

このようにスーパーと飛行機は狂っていたが、それに加えて福岡市の市営地下鉄も往生した。改札口にはマスクをしているかチェックする門番がいて、「Ｍａｓｋ ＆ Ｒｉｄｅ」という看板が立っており、中央に巨大なマスクのイラストが配置されている。そして車内の吊り広告ではマスクを着用するよう呼びかけている。そして、数分おきにこんなアナウンスが流れる。

〈国土交通省からのお願いです。新型コロナウイルスの感染拡大防止の観点から、車内ではマスクをし、必要な場面以外での会話はお控えください。車内の換気のため窓を開けております。また、時差通勤やリモートワークも導入するようお願いします。皆さんのご理解とご協力をお願いします〉

「必要な場面の会話」って一体なんだ？「痴漢です〜」とかか？「ちょっと寒いね」は不必要なのか？ それにしても窓を開けて走る電車って昭和か！ 夏はさておき、冬は寒すぎた。東京モノレールなんて海や川の近くを通るものだから風がビュンビュン入ってくる。

それまでの人間関係は失ったが新たな仲間との出会いもあった

このように、専門家や役所の提案や通達を拡大解釈した各事業者が間抜けなことをやり続け、それに羊のような国民は粛々と従った。

ロクでもない約4年間だったが、得たものも案外多かった。消極的なものとしては、コロナ脳だった知人と縁を切ることができた。人間の本質がコロナで浮き彫りになったのだ。いくら普段リベラルを自称していても、結局は自己中心的で社会の波・流行りものに乗っかるだけだったのである。左翼の運動は突然「安保法制」「SEALDs※」「入管問題」や「LGBTQ」など

※ 学生を中心とした政治団体。2015年安保関連法案が審議された際に国会前で大規模なデモを主催。「民主主義って何だ」というコールの他、打楽器を使ったこれまでにない抗議活動で注目された。

に集約されてそこに左翼メディアが「こんなに盛り上がってます!」と火を点けるのが定番。自称リベラルは点いたその火に乗っかっているだけだったのであり、自分の頭では考えていないし、問題意識を元々持っていたわけではない。左翼のお仲間の間で多数派が同調したイシューについて、同じ論調で批判を加えていた、ということなのだ。

コロナでは「#休業要請は補償とセット」や「#全国の学校に空気清浄機を置いてください」「#ロックダウンを要求します」「#奪マスクを許すな」などと左翼が大騒ぎしていたが、これもただの流行りものだったわけだ。

そんな私だが、いまだに最高の行動だと思うものがある。それは東京を脱出したことだ。元々2020年8月31日をもってセミリタイアをし、「在米ジャーナリスト」になろうとしていた。2016年の大統領選でトランプ勝利をほぼ全日本メディアが予想できなかったことを受けてのものだ。その理由については、新聞社やテレビの支局がリベラルな東海岸と西海岸に存在し、在米ジャーナリストもそれら地域に偏在していた。

だからこそ、「ラストベルト」と呼ばれるさびれた工業地帯に住む貧乏な白人の共和党支持者の不満を読み取れなかったのでは、と私は予想していた。中西部・イリノイ州(民主党支持州ではあるが、ある程度多様な意見はある)に住んで、偏らない情報を得てバシッと結果を当てようと思っていたのである。

しかし、コロナで渡米ができなくなっていた2020年5月、ライターの**ヨッピー**※氏と酒を飲んでそのことを愚痴っていたら「佐賀県庁が情報発信する人を求めているので行ってみたらどうですか?」と言われた。

それもいいな、と思い、ヨッピー氏に伝えたところ、佐賀県の移住促進課の人とリモート打ち合わせをすることになった。契約としては「**お試し移住**※※」をし、2本のPR記事を書く、というものだった。そのくらいお手の物なため、了承。何をしたいか聞かれたので、「クワガタ取りと釣り」と答えたら「唐津しかないですね」となった。

かくして引っ越し日は11月1日となり、私は東京から離れた。「お試し移住」は1か月限定で無料で部屋を借りられたのだが、ヨッピー氏も県庁の人も私が東京に帰ると思っていたようだ。しかし、こちらは元から東京から脱出する気だった。なにしろコロナでどよーんとしすぎているし、大勢の人がマスクを着用して向こうからやってくる姿が不気味で仕方がなかったのだ。相互監視のもと、打ち合わせでも公共交通機関でも店でもマスクは強要された。

こんなところにはいられない! というのも唐津に移った理由だったが、これが殊の外快適だった。なにしろ人がいないのである。それに、前出のようにスーパーはさておき、路上ではとくに何も言われないし、「見回り隊」のようなマスク着用を強制し、家に帰るよう伝えるような木っ端役人もいない。

そんな中、狭い街ならではの良いことが起きる。年齢も職種も違う唐津のマスク嫌い・ワクチン嫌いな人々がXを通じて繋がったのだ。結局あれから約4年、我々隠れキリシタン的な人間は関係性を深め、楽しく遊びまわっている。

その様子をXで発信していたら「唐津に来ると自由らしい!」ということで、全国のマスク

※ 別名・豊田ヨピ夫。日本各地の取材記事を得意とするライター。著書に自叙伝『明日クビになっても大丈夫!』(幻冬舎)がある。

※※ 移住を考えている者がその土地の魅力を知るために、自治体が用意した住居で短期間の生活ができる制度。

とワクチンと感染対策嫌いの人々が大量に押し寄せるようになった。皆、普段の生活では虐げられていたりワクハラに遭っていたような人々なのだが、唐津に来るとホッとし、「また来ますね」と帰っていく。

不思議なもので、職業も年代も違うというのに、この「コロナ懐疑派」「マスク・対策・ワクチン嫌い」という属性の人間は気が合うのである。それは私が本稿で書いたように、不自由と非合理的なことが嫌い、という共通点があるからだろう。そうした人々が差別された経験とともに、同じような考えを抱く人間と唐津で会えたことによってかなり仲良くなった。

学生時代の友人は貴重だ、と言うが、実際今会ってる学生時代の友人なんてほぼいない。波風立てず、キチンとシステムに乗っかって緻密な作業をするタイプが多い学校というのもあるが、おそらく私は一橋大学は校風としては合っていなかったと思う。それは倉田さんも同じだろう。むしろ、自由で怒りを正直に出しまくれ、理不尽なことにはNOを言えるような今回のコロナ騒動で意気投合した人々の方が一生の友人となったのでは、と思う。

このような人間関係をもたらしたため、いくら仕事を失って、それまでの人間関係を失ったとはいえ、「むしろそちらの方が良かったのでは」と今は思っている。そうでも思わないとこの4年半のファッキン騒動には納得できないのだ。

第5章

コロナは人間関係を壊すウイルス

倉田真由美
中川淳一郎

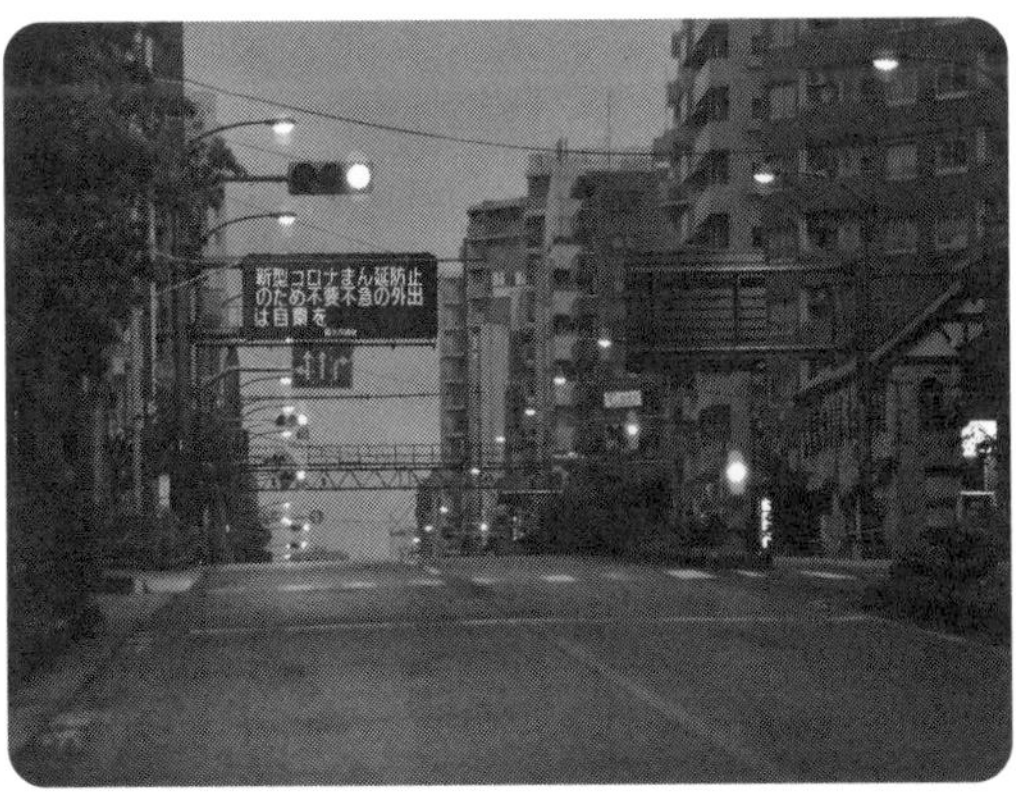
新型コロナまん延防止
のため不要不急の外出
は自粛を

ここまでコロナ禍で起きた異常な出来事をあれこれと回想してきたが、倉田・中川の戦いに終止符が打たれたわけではない。現に2人の周辺ではワクチン・マスク推進派との法廷バトルが頻発。また、日本社会としてもコロナ後遺症に関する訴訟が増えていく可能性がある。一方で世間ではコロナ禍の4年間をなかったように振舞う風潮が強まっている。コロナ騒動を風化させてはならない。倉田・中川両名はこれからも声を上げ続けていく。

開示請求・訴訟匂わせブーム専門家って結局なんだったんだ？

中川　昨今専門家による**開示請求**※・訴訟匂わせがブームなんですよ。私の知人もされました。メディアに何度も登場して感染対策の徹底とワクチン接種と自粛を訴え、コロナの恐怖を煽り続けた専門家のことですね。

「お前たちがワクチンを推奨しまくったせいで、人が亡くなっているんだこの人殺しめ」や「インチキなことばかり言ったなヤブ医者」みたいなことを怒りのあまりに書く。すると、『『人殺し』は誹謗中傷で名誉棄損で侮辱である。１６０万円を払え」ってまず来ます。

倉田　中川さんの知り合いに対して来たのはいくら請求していたのですか？

中川　110万円ですね。

それに先立ち、阪大学の忽那賢志教授に対し、「人殺し」「ヤブ医者」などと中傷したとして、投稿者3人に各々110万円の損害賠償を求めました。この結果、地裁では3人に計70万5000円を支払うよう命じる判決が出ました。

1人23万5000円ですが、これがベースになったのか、別の医者は精神的苦痛を受けたので23万3000円払え、と開示請求が通った後の書面で最初から複数の人々に要求したものもあります。

倉田　開示請求が以前より簡単にできるようになったのが、この2年ぐらいの間の話でしたよね。昨年10月、さらにしやすくなったとも聞きました。

中川　そうですね。X社が基準を緩めた。でも、あまりに乱発しすぎているので、今後は規制を強める方向にもなりそうだって話もあります。SNS上でのやり取りでちょっと強い言葉を使うとすぐ法的手段に持ち込むような風潮になっているのが今です。

倉田　医者はお金がありますからね。自分は何もしなくて、全部弁護士任せ。実際書類だけでビビって払っちゃう人がいるんですよ。そうすると弁護士費用の元が取れるわけですよね。

中川　一般の人は開示請求や示談要求が来たら本当にビビっちゃうわけ。「えっ、23万3000円払えば許してくれるの？」みたいに。でも、一切カネがない人もいる。出版業界の人間は、最初の請求でビビって払うことはない。むしろ、裁判に持ち込んでもらい、仮に負けても相手に弁護士費用を使わせ、しかも減額させたうえで、裁判記まで書いてしまおう、

※　2022年10月から新たに施行された「発信者情報開示命令」によって、開示請求のプロセスが簡略化されたことによるブーム。以前は少なくとも3か月を要したが、現在では1か月以内に情報が開示されるようになった。

なんて魂胆もある。でも、一般の人にはそんな気概はなく、ビビっちゃう。そして裁判で負けて支払うより多くの示談金を払う結果となる。

倉田　まず名前が出ることにリスクがあるからね。それは間違いなくあります。

中川　会社にバレるとかは痛いですよね。

倉田　だから何十万かだったら、払っちゃう方が結構いるわけですよね。じゃあまだはっきりいくらかは確定していないわけね。

中川　そうです。ここから開示請求を認めた場合に和解金が出てきます。

倉田　結構ヤバいこと書いているの。

中川　全く書いていないです。彼が書いたことは「いい加減にしてください」みたいなこと。そこに「人の人生を壊して平気なツラをしてるろくでなし！」ぐらいは書いてるかもしれません。

倉田　じゃあ大丈夫ですよ。

中川　「あなたはこれ以上煽らないで。なんでここまでコロナを怖がるような論調に持ち込むんだ！　ヤブ医者！」ぐらいのことを書いたんですよ。

倉田　じゃあ全然負けないわ。私が知っている払っちゃった人も、「このコロナ脳！」って言っただけなんだよね。でも、そんなのでビビってお金払っちゃっているの。負けないのに絶対。「このコロナ脳」ぐらいでは負けないよ。表現の自由ってかなり強いからね。

中川　オレは自分のことを「反ワク」だの「公衆衛生の敵」「ウンコ野郎」だの「自称ライター」だの書き続けたコロナ脳3人に開示請求をかけ、全部成立しました。

倉田　開示請求の流れって、まず裁判所に開示請求をXにしてもらうよう書面を出します。そこで認められたら裁判所がXの代理弁護士に「こいつを出してください」とやる。そこでXはこいつのアドレスとか全部わかっているので、それをその裁判所に提出する。それで地裁から本人に対して通告書を出す。今はその段階。まだ「あなたを開示請求します」ということしか出ていなくて、和解条件とかではない。その次に原告の人が「いくらで和解しましょう」って出してくるものです。実名については、SNS上では出ないですが、裁判になったら実名になるのでは。だから調べればわかるっていうレベルの話。その程度のことなんだけどね。

中川　だから実名でやってる人間の方が実は強いんですよ。で、オレたちは実名でやっているから、「お前の実名出す？　出せよバカ。お前は実名が出るだけでダメージ喰らうだろ？」で終わるでしょ？　だからこそ、匿名でやっているヤツはそんな戦い方はできない。

倉田　とくに中川さんみたいに割と目立つ方が戦うと、その戦っていることをメディアで広められるから。そうなった時のリスクを考えて、向こうはやって来ないわけですよ。

中川　「オレを攻撃して来たらお前のこと書きまくるからな」っていうことは考えていますよ。事実を書くだけだからね。「お前の名前をいくらでもYahoo!とかを含めて出しくまくって拡散するからな」というポジションなわけですよ。

倉田　でも中川さんって微妙に誹謗中傷していないよね。逆に匿名の人がかなりとんでもない誹謗中傷をしているのは見たけど、本当にやりすぎていることがあるね。こっちも誰か訴訟をやればいいのに。

中川　やっている人は複数います。そしてオレは、ここから先は損害賠償をいくらにするかの示談交渉があり、相手が応じなかったら裁判をするだけです。

倉田　本当？　頑張ってね。

中川　あまりにもひどい誹謗中傷でした。そいつら、開示請求が来てからXは鍵IDか更新しなくなりました。倉田さんはやらないんですか？

倉田　私結構見落としちゃっているからわからないんだよね。ブロックしたりミュートしたりしているから。たぶんとんでもない誹謗中傷してるヤツはいるんですが、あまり私に見えていないからまぁ、気にしないでおいてます。

中川　オレも本当は法律沙汰になんかしたくなかった。でも、医クラが法律沙汰ばかりしているから、こちら側も誰かしないとダメだろうという話です。

倉田　中川さんはして良いよ。こちら側からもしないとダメ。結局こっち側の人間ってあまりそういうのやらないタイプの人が多くて、向こうはそういうのやるタイプの人が多いんだよね。人間性の差もある。

中川　そこなんですよ。こちらは結局正しいことばかり言っていたから、これから何かに脅える必要はないから、何を言われてもいい。しかし、ワクチン・マスク・自粛推進派は今後過去発言を検証されて自身が窮地に追い込まれることを恐れているから「うるさいヤツはカネの力で黙らせよう」というインセンティブが働いている。時間はかかると思いますけどね。

　でも、彼らに好き放題させるわけにはいかないし、こちら側も「正しいことを言っていたオレを誹謗中傷した全体主義者は法の裁きを受けなさい」というスタンスを取らなくては、永遠に「専門家様は正しかった。そして感染対策に協力した日本国民の民度は素晴らしかった」という神話が完成してしまう。そこはなんとしても避けなくてはいけない。実際、オレがこの３人に対し、法的措置に向けて動いていることがわかったら、ピタリとオレへのコロナ脳からの誹謗中傷はなくなった。たぶん、ヤツらはコロナ脳コミュニティで「中川は本気でやってくる」という情報を共有したんだと思います。

「コロナ総括」の本は今さら？ 全体主義的社会を反省すべし！

中川　前、京都大学准教授だった宮沢孝幸さんがオレにいきなり電話して来ました。「どうしたんですか」って聞いたら、「コロナの総括をしたいと思って、書籍の企画を色んな会社に提案したんです。そうしたら『コロナはもう終わっているでしょう？　今更出せませんよ』って言われたんですよ。なんで中川さんはコロナの本を出せるようになったんですか」という問い合わせでした。

つまり、出版社の側も１億人がワクチンを２回打っているから、これでシャンシャンにしたい空気があるわけです。彼らだって相当コロナ煽りをしましたからね。

倉田　5類になったしね。

中川　「いいじゃんもうコロナのことはさ。さぁ、次行こう！」というのはありますよね。それはいいんだけど、一応反省はしてもらえますかね？　オレも倉田さんも自由を愛する人間ですからね、マスクをしろとかワクチン打て、とかは嫌で仕様がなかった。この気持ちがずっと理解されなかったんですよね。

倉田　「コロナは終わった」と思っている方がいっぱいいる中で、コロナ騒動はまさに戦争だったこと、戦争のような全体主義がまかり通っていたのはすごく怖いことだったんだよと、結局言いたいんです。

中川　たとえば途中からサル痘というのが出てきたじゃないですか。それは皆あまりビビらなかった。コロナとかインフルの方が怖いから。でもまた何か、〝毒ヘビ痘〟とか毒ヘビでさえ殺せる恐怖のウイルス、とかいって出したら、日本人は全員騙せるわけ。コロナで煽れなくなったメディアはその後もRSウイルス、**帯状疱疹**※、はしか、劇症溶連菌で煽った。

とにかく何があろうが「感染症が怖い」というネタが数字を取れることがわかってしまったんですよ。

倉田　だって最悪の事態を言い、専門家による最悪の事態の想定を話させれば「尺」が埋まりますもんね。

中川　サル痘は不発でしたが、テレビを中心としたメディアは感染症について二の矢三の矢を出し続けた。この後も四の矢、五の矢を打つ状態に至ったら怖いんですよ。またどうせ感染症の専門家とされる方が「マスク、手洗い、うがい、**3密回避**※※**！**」って言ったら、たぶん日本人は従うと思う。

倉田　それでなんとなくしぼんだら「マスク、手洗い、うがい、３密回避！」が効果がある、ということにされて、コロナの時に専門家が言ったことが正しい、ということにされますもんね。

中川　そうなんです。「我々はコロナを努力と我慢で克服した５年前と同じことをやるべきだ！」とか言って絶対同じことをやるわけ。ヤツらの正当化を認めちゃいけないとオレは思っている。結果的にオレはマスクも全然しなかったし、ワクチンも１発も打っていないけど元気だよ？　Ｎ＝１で語るなといつも言われるけど、意味がなかったんだよ完全に。これが認められない社会なんですよ。次もまたやると思う。

倉田　そう思うよ。だからこそ、本書のタイトルはメッセージ的なものにしたいですよね。

伊勢　たとえば「コロナ禍を忘れるな！」とか。

倉田　確かにおっしゃるように、コロナはもうブームじゃないんだよね。

中川　だから全体主義的な話に持っていった方が良いかもしれない。あと、オレは「コロナ禍」という言葉は嫌いです。だって勝手に人間が新型コロナウイルスを「ヤバイヤバイ！」とやって「禍」にしたけど、実際は「コロナ騒動」でしょ？　大山鳴動して鼠一匹、みたいなもんですよ。

倉田　あとは「全体主義を絶対に許すな！」的な。

中川　要は一般論として、ヒトラーという人がいるわけじゃないですか。実は日本は総ヒトラー

※　水疱瘡と同じ水痘・帯状疱疹ウイルスが原因の痛みをともなう皮膚湿疹。水疱瘡を患った時に体内に残っていたウイルスが、免疫力の低下によって帯状疱疹として再発する。

※※　3密とは密閉空間、密集場所、密接場面の頭文字をとって名づけられた言葉。集団感染を防ぐため、このような密を避けることを提唱されていた。

だったという話かもしれないですね。国民が皆ヒトラーだったという。スターリンは普通の人はよく知らないと思うけど、ヒトラーであり、スターリンなんですよ、日本人ひとりひとりが。この怖さがオレと倉田さんには最初からあった。だから発言をしていたのです。たぶんオレたちは中道左派だと思います。実はそのポジションの人間が一番全体主義を嫌がっていたことが露呈しました。そして、本来自由を求め、全体主義を否定する左の「リベラル」と呼ばれる人々がなんの役にも立たなかった。

倉田　むしろ全体主義を推進したよね。

中川　そして安倍晋三氏が推進した政策を「それじゃ生温い！」って言ったのが左翼。「緊急事態宣言？　そんなもの緩い！」。

倉田　「ロックダウンしろ！」って言っていたよね。

中川　おかしいでしょ？　というのが、当初からのオレたちの共通認識。それで2020年10月にオレと倉田さん、渋谷で会ったじゃないですか。その時にも倉田さんは「何かおかしいよね」って言ってました。イデオロギー的な話はそれまでオレたちはあまりしていなかったのですが、ついにその話を渋谷でしたんです。

倉田さんがX（当時はTwitter）を始めたのは2021年4月1日。「突然くらたまがTwitterを始めた！」となって、バッとフォロワーが増えてさ、そこから「くらたまが狂った」みたいな言い方をされるようになりました。でもオレはあの時倉田さんがまっとうなことを言っているとしか思えなかったんです。

倉田さんを批判する人の言い分は『**だめんず・うぉ～か～**※』好きだったのに」とかでしたね。コロナが怖いという風潮に対して異議を呈すると、「くらたま大好きだったのに」とかなっちゃったわけです。

倉田　でもアレだね。コロナとかワクチンとかというタイトルにしないで、今中川さんが言っていたみたいな左翼の怖さとか全体主義の怖さ、そういう方向のタイトルの方が良いかもしれないと思うけどどうですか？　陰謀論という言葉を入れても良いと思うけど。結局中川さんがおっしゃるように「コロナ」というイシューってもう旬じゃないんですよね。

伊勢　もちろん旬じゃないのもあるんですけど、4年経ってわかったことを擦り合わせて答え合わせする感じですね。それで倉田さんがTwitterを始めた時に反発された人たちに対して、「いや私別に間違ってなかったですよ」と言っていくという意味では、旬ではないけど今やる意味があると思います。

倉田　私も意味はあると思います。しかし、タイトルだけを考えると「全体主義を恐れる」とか「全体主義を許すな」的なもっとニッチに左翼を攻めるようなタイトルはどうかなと。

中川　**百田尚樹**※※氏が書くような本ということですか？

倉田　百田さんと意見が合う日が来るとは思わなかったからね。でも百田さんと意見が合うところが結構あったじゃん。

中川　「なんだこの極論男」とオレは彼のことずっと思っていたのですが、コロナでは意外と意見が合っちゃったわけですよ。

※　倉田真由美の代表作。男性を見る目がない女性が出会ったダメな男を紹介するノンフィクション漫画で、2度のテレビドラマ化とアニメ化がされている。

※※　保守の論客として知られる小説家。2023年にジャーナリストの有本香、名古屋市長の河村たかしらとともに日本保守党を設立した。

倉田　コロナで意見が合っちゃった人と合わなくなった人がいるということは、表面的なイデオロギーを超越した人間の深層心理が浮き彫りになったということかもしれませんね。そして、コロナについては、むしろ保守とか右翼と言われている人と意見が合う部分があった。ただし、それって結局コロナに対してのみで、他のところでは合わないわけですよ。戦争したい人たちが多いからね。

「ワクチン打った？」が挨拶だった同調圧力を高めた善良なる国民たち

中川　ワクチンについて、もう少し話す必要があると思います。結局コレを打つか打たないか、で仕事を追われることがあったし、家族の内紛があったし、**堀江貴文**※さんみたいにワクチンを打たない仕事相手を切る、とかとにかく思想的な分断をあまりにももたらした。

倉田　そうなの。時候の挨拶が「ワクチン打った？」みたいなこともあり、ワクチンを打つことが善良なる国民の証、的な空気感が２０２１年から２０２２年にはありました。接種歴について嘘を言う人もいました。

中川　正直「何も考えずにお前たちが打ちまくったから同調圧力が高まったんだ！」と思う面

はあります。ただオレはワクチンを打った人を非難したくはない。まぁ、3回以下の人限定ですが。それ以上はもうどうでもいい。海外に行くために打ったとか、そういう人が圧倒的多数だったとオレも認識している。思想ではなく。自分の人生にとって良いから打ったのだと思っている。なにしろ、ワクチンを7割が打てばコロナが終わる、みたいな空気感でしたからね。

結局、ワクチン後遺症とかワクチン接種後に亡くなった遺族の方に対して、味方になっていたのが実は反ワクだったという皮肉です。オレたちの方が宮城県の須田睦子さんとかに対して優しいじゃないですか。

倉田　ワクチンを推進する人たちはワクチンの危険性を認めていないし、いまだに「ワクチンが多くの命を救った」と信じているからね。信じていないのかもしれませんが、自身の立場としてはそう言わざるを得ない。

中川　推進した人間は、なんとしてもその素晴らしさを墓に入るまで言い続けなくてはいけない。だからこそ2024年の夏になっても「こんな良いものをなんであなたは否定するの？たまたま亡くなっただけじゃないの？」って言うわけです。さらには「4億回以上も打って800人台の認定死者数って少ないですよ」ってことも言う。いやいや、このワクチンは過去に接種されたすべてのワクチンを合わせたよりも健康被害が出ているのですが……。

倉田　推進した誰もが過ちを認められないから、これは各地で発生し始めた薬害訴訟の結果を待つしかないんです。その人たちだって今は妄想癖があるだの、陰謀論者だと思われています。でも、最高裁でその人が勝ったらもう一気に流れが変わるんですよね。

※ワクチンを打たない仕事相手と絶縁したと公言する堀江氏だが、一方でマスク着用の強制には批判的で、広島県尾道市の餃子店で口論になった他、マスク未着用の客の乗車を拒否できるタクシー事業者の運送約款に苦言を呈していた。

中川　時間はかかりますがね。そこまで被害を訴える人が狂人扱いされるってのが全体主義の怖さです。オレも社会に文句を言ったら、まさかこんなに批判されるとは思わなかった。ただ、全国にコロナ騒動をおかしい、と思う人は案外いたのかな、とも思います。

２０２０年11月、唐津に移住した時のフォロワー数は3万５０００人ほどでした。しかし、コロナ対策に違和感を表明し続けたら7万５０００人ほどになった。倉田さんはいきなり8万人ぐらいになったという話じゃないですか。これはおかしな社会現象だったと今となっては思う。オレはただ佐賀で余生をのんびり暮らしたかっただけだったのに。突然、反社会的なヤツ扱いされて、そこから喧嘩して……。なんだったんだろうね。社会問題だよね。コロナを怖いと言っている人たちが良い思いをした。

倉田　感染対策とワクチン推進派の医者たちは本当に目立ったし、フォロワー増やしたし、栄転したり、本当にコロナで人生が好転しましたよ。

中川　そう。「マスクは大事です。ワクチンが大事です」って言った人々は軒並み良い思いをした。オレたちみたいな「ちょっと変じゃないですか？」と異論を言う人は全員バカ扱いされ、陰謀論を信じる反社会的勢力扱いされた。

国が認めた事例も……「ワクチン後遺症」のタブー

倉田　色々とワクチン後遺症の話題が出ています。国も認めているものが出ているし、国を相手に訴えるケースもあります。まだ真偽はわかりませんが、私の親しい女友達に謎の子宮痛に悩まされている子がいます。どこの産婦人科に行っても原因がわからないのだけど、彼女は最近になってワクチンのせいかもしれないと言っています。でも、それってわかりようがないんですよ。基本調べようがないから。

これで恐ろしいのが「ワクチンのせいじゃないよ」と言えるのは、ワクチンを打っていない人しかいないこと。私もワクチンのせいだと思っているけど、そうじゃないかもしれない。こういうことがこれから増えてしまう。何かがあった時に「ワクチンのせいかもしれない」という疑いを接種者は払拭する術がないんです。

中川　それでワクチンのせいだと言うと、陰謀論者だと言われちゃうわけですよね？

倉田　言われちゃうけど、でも本人がそう思っていて解決できないわけ。ワクチンを打っていない人だけなの。「絶対に違う」と言える人って。そういう恐ろしさは今後も出てくると思う。

中川　そして、とにかくワクチン死となかなか認定されない。書類申請の煩雑さに加えて打った医師も認めたくないから。中日ドラゴンズの**木下雄介**※投手は確か6月にワクチンを打って8

※2021年7月6日、ナゴヤ球場での練習の休憩中に息苦しさを訴えて意識を失う。名古屋市内の病院に緊急搬送されたが意識は回復せず、同年8月3日に帰らぬ人となる。病理解剖の結果、劇症型心筋炎を発症していたことがわかった。主治医はコロナワクチン接種後に発症していた心筋炎が激しい運動によって悪化したのではと見解を述べている。

月に亡くなったけど、あれもワクチンとは関係ない感じにされていた。オレは山形の60歳女性のケースが一番衝撃的で、ワクチンを打った後、便所で突然亡くなったのにワクチンは関係ないとされた。しかも彼女は、接種の翌日にトイレがずっと占拠されているのを不審に思った職員により死亡が発見されたんです。全然安全な体制になってないじゃないか。なんで翌日までトイレの個室に鍵がかかっているのに職員は対処しないんだ。河野太郎氏だって「アナフィラキシーがあっても現場で対応するから安心です」とか言ってましたよね。

あとオレの本を作ってくれた徳間書店の方の息子さんの友達。鎌倉の野球少年だったのですが、2022年にワクチンを打った4時間後に風呂で**亡くなった**※。でも学校は何も言わないし、親御さんの間でも、そのことはタブーのようになっています。彼は2024年夏にようやくワクチンとの関連性が認められました。

倉田　その箝口令みたいなのが怖いよね。中学生の野球少年がワクチンを打った4時間後に亡くなっているのに、「ワクチンのせいかも」みたいなことが一般レベルでも言いづらくなってしまっている。この雰囲気が怖いわけですよね。

中川　なぜこんなにタブーみたいにされるのかと思う。それこそオレたちみたいなメディアの人間からすると、ジャニーズの問題とかと同じ扱い。「言っちゃいかん！」と箝口令が敷かれます。倉田さんも漫画に「こういうのは入れないください」とか言われたことがないですか？

倉田　ありますよ。それこそ夫の話で言うと、夫は抗がん剤もやっていないし、手術もしていないけど、「あんまりそれについて喧伝してくれるな」ということは言われました。それを推奨するようなことをあまり言っちゃいけない。

中川　**近藤誠**※※医師的な「がんは治さないでいい」という論を、倉田さんが言ってはいけないみたいな話になっている。

倉田　基本的には。そういうのはとくに紙メディアよりもネットメディアの方が強いですね。紙メディアだったらまだ言えるもん。

中川　オレのイメージだと文藝春秋社と講談社はすごく推ワクでしたよね。光文社の女性自身とFLASHのウェブ版もすごくワクチンを推している。でも、新潮と小学館は違ったじゃないですか？　今回メディアってなんだったんですかね。

倉田　私がわからないのは、テレビは広告が入るから仕方ないにしろ、出版社によって色合いがすごく変わったのは不思議だった。

中川　小学館はオレも女性セブンで仕事をしていたけど、結構まともでした。だけど、週刊ポストの副編集長から聞くと、どうもライターに50代が多くて、そいつらはコロナ脳だったらしく、コロナの恐怖を煽る記事ばかり書いていたみたいなんです。いや、彼らからすれば「煽る」ではなく、「その恐ろしさを啓発する」だったのでしょうね。

倉田　でも、週刊ポストは結構反コロの記事も掲載していたよね？

中川　載せていました。でもそうは言っても、それはオレたちが意図的にそういう目で見ちゃったからで、週刊ポストにせよ女性セブンにせよ、7割ぐらいの論調はやはり「コロナ怖い」だったんですよ。他の週刊文春や週刊女性、女性自身、週刊プレイボーイとか週刊現代ではもっと

※　2021年10月に起きた死亡事故。事故当日少年は朝から昼まで部活動を行った後、17時に2回目のワクチンを接種していた。少年の死とワクチンの関連性について治療にあたった医師が「関連あり」とした一方、解剖にあたった医師は「評価不能」と意見を異にしている。

※※　がんの放射線治療を専門としながら、標準医療に対して批判的な立場を取っていた医師。独自の理論に基づく『がん治療「常識」のウソ』や『がんより怖いがん治療』など多数の単著を執筆した。2022年、虚血性心疾患で帰らぬ人となる。享年73。

ひどかったですが。

倉田　それは一番トップが決めているの？　編集長レベルが。

中川　編集長レベルではなくてライターなんですよ。記事をまとめるベテランライター。

倉田　えっ？　決定権は上が持ってるわけじゃないの？

中川　決定権は上じゃない。現場の人間ですよ。それで週刊ポストに関して言うと、編集長は「そこまでビビるんじゃねえ」という風な方なんですよ。ただ彼は今50代前半なんですが、自分より年上の昔お世話になった50代後半のライターがビビりまくっているから、その人の取材した内容を採用せざるを得ないのです。

倉田　実際読者がビビっていると……。お金出して買う人たちってやっぱり上の世代なので、読者に合わせた内容になりますよね。

中川　週刊誌のメイン読者層って60代70代なんです。そこまでその人たちに合わせなくちゃいけないという状況があります。

倉田　ただどっちの論調もあって良いと思うんですよ。ひとつの雑誌の中に。でも、文春ではほぼなかったわけじゃない。1回も反コロ的な内容をやっていないよね。それで中川さんは文春オンラインを切られたでしょ？　何かやっぱり力が働いているとしか思えないよね。誰かの意図で中川淳一郎を切るって決めているわけだから。

中川　週刊文春ではないですが、忽那賢志氏の「読んではいけない反ワク本」という記事を掲載した月刊文藝春秋が2024年4月号で京大の福島名誉教授の「コロナワクチン　後遺症の真実」という文章を16ページ載せました。まあ、こうしてメディアのことをしゃべっていますが、まさかコロナの件がきっかけで、こんなに倉田さんとよく会うようになるとは想像できなかったです。

倉田　結局私たちは「王様の耳はロバの耳」と言ってしまったから、仕事を失ったわけじゃん。「コロナなんて大したことないって言っちゃダメよ」って雰囲気あったよね。あとは「コロナはただの風邪」というのも「コロナで苦しんだ人の前で言えるのか！」みたいな風潮はありました。反ワク反マスク、「コロナはただの風邪」と主張する方々一帯のボリュームはけっこうあるんじゃないかと思うかもしれないけど、大半はあまり興味がない人たちですよ。そっちが大半です。

中川　そしていまだに「志村けんさんガー！」が来る。

まったく得をしてないふたりがコロナ騒動で得たものとは？

伊勢　まぁ、コロナでイデオロギーは色々出たけど、日本人のどっちつかずの態度が本当に表れた。**ロックダウンを推奨する左翼**※の話があり、こちらとしてはギョーテンした。だが、真ん

※例えば2021年8月25日の参院議院運営委員会にて、立憲民主党の斎藤嘉隆議員が、当時の西村康稔経済再生担当大臣に対して、海外のロックダウンのような外出制限の強い措置の是非を議論すべきだと提言している。

中の大半の普通の人はロックダウンして会社に行かないで済むのがありがたい……、みたいな意見だった。それで、「もっとひどくなれ。ひどくなれば給付金10万円がまたもらえる」というヤツが案外多かった。一方、中川さんと倉田さんはおふたりがまったく得をしていないということですが、逆に人脈とか新たに得たものは何かありますか？

中川　いっぱいあります。

倉田　一にも二にも人だよね。人と出会えた。

中川　倉田さんは保守的な堅い大学出身者の中で珍しいメディア関係の先輩という感じだったんですけど、その人がコロナに対して同じ世界観を持っていると気付いて、より仲良くなれた。そういう関係性の人が唐津にどんどん来たんですよ。皆苦しかったんですよね。

　地元でマスクをしたくないと言っている人たちが、「私は頭がおかしいんじゃないか？あっ、でも中川さんという人が唐津で『マスクするなんてアホか？』と言っている。この人に会いに行こう」って、ばんばん全国から人が累計300人ぐらいやって来た。倉田さんのことも、改めて「やっぱりオレこの人好きだな」と思えたね。そういうコロナ観というもので、人間関係をリセットしたりできた気がする。それでオレは結果的に常見陽平氏という大学時代からの大親友と縁を切った。

倉田　常見さんだけ？　縁を切ったの。

中川　あと**山本一郎**※氏。まあ常見と切れたのは大きかった。常見は「中川君はコロナ以降大丈夫か？　という問い合わせを色々な方から受けて心配をしています。彼は何と闘っているのか？」ってnoteに書いたわけ。そんな問い合わせするヤツいるかよ？　と思うんですよ。オレのことを心配しているなら直接言えよ。でも常見はオレのことを心配している保護者風ぶって、ああやってnoteに書いている。

倉田　中川さんをネタにしているよね。

中川　コロナは人間関係を壊すウイルスだった。そんなウイルス今までありましたか？

倉田　家族も壊れたよね。

中川　離婚した人だっていっぱいいますし、親子で決別する例もありました。ものすごく思想的なウイルスだと思うんですね。人々の思想と行動規範に影響を与えたウイルスなんて前代未聞ですよ。

倉田　そこまでの仲ではなかったけど、私もそういう感じの切り方をした人はいるよ。福岡のテレビ番組「めんたいワイド」のディレクターの女性だけど、ずっと「お互い頑張ろうね」みたいに言い合っていたけどコロナで切れましたよね。私の発言がダメで。

中川　「倉田さんはこんな怖いウイルスを軽視している」みたいな話だったんですか？

倉田　という風に向こうは思ってるよね。怖いウイルスだと思っているかというより、地方局で「国に逆らわない。医療界に逆らわない。それが当たり前です」という番組作りをしている人からすると、私は異端なわけですよね。こんな異端な人はちょっと使えないという。

地方番組なんて番組にもよるけど、そのほとんどがめちゃくちゃほのぼのなんですよ。殺伐とした話ばかり登場する雑誌「**実話ナックルズ**※※」と真逆ですね。ほのぼのだし、「こんな怖い

※　作家・個人投資家。2ちゃんねるを運営する法人を西村博之氏と共同で設立した過去がある。また、かつて中川と共著で『ネット右翼の矛盾　憂国が招く「亡国」』（宝島社）を上梓しているが、常見陽平氏と同様コロナに対する見解の相違で現在は絶縁している。

※※　弊社刊行の雑誌。裏社会、事件、アウトロー、芸能スキャンダル、性風俗の他、格闘技、ヒップホップ、オカルト、サブカルチャーも扱う。

ウイルスを持ち込んだら、おじいちゃんおばあちゃんが大変ですね。皆で守りましょう。皆で感染対策しましょう」みたいなことを言っていく番組なわけですね。それはまあそうですね。そしたら私は異端ですよね。それがわかっていないながらも、そういう感じの流れに乗れない自分がいたんです。

中川　流れに乗れなくて結果的には良かったですよね。

倉田　もちろん。失ったものは大きいけれど、得たものがあるからね。人間という。これによって繋がった人間との関係は深いですね。深くて強い。

中川　オレは倉田さんとコロナでさらに深くなれたなと思っている。セックスしたわけじゃないですよ（笑）。

倉田　メディア界では私と中川さんぐらいですからね。本当に他に他にいないんだって。山路徹さんが途中から参加してきたぐらいの感じしかないよね。他にあと誰もいないんだよな。コラムニスト的な人でひとりもいないでしょ。漫画家でもほとんどいなくて、DMで「実は自分もそうです」って言ってきた人はいるけど。

中川　オレはもう2020年に引退して、人生の退路を断ったわけですよ。そんな時にコロナが来て良かったと思ったけどね。

倉田　さっきも言ったけど私たちの年齢もあるよね。言いやすかった。

中川　オレたちがまだ35歳とかだったら言えなかった可能性もある。

倉田　ただ「もう十分稼ぎ終わりましたよね?」というような芸能人とかコラムニストがお口

にチャックだったことは納得いかない。あなたもう十分にお金持っているじゃん。「これから先テレビに出られなくても問題ないでしょ？」という人まで黙っていたから。

中川　松本人志氏とか疑問を持っていたに決まっているじゃない？　でも、ビートたけし氏は完全にビビっていたんですけど、**ビートきよし**※氏はまともでしたね。

倉田　裏で言っている人はたまにいましたよ。TBSのとある男性アナウンサーはワクチンを2回打ったけど、これはおかしいと気付いて、「コロナ騒動もワクチンもマスクも変だと思っています」と私には言っていた。番組内でもちょろちょろとは言っているけど表立ってはそんなに言えていない。特に副反応が重いから気付いたというわけではなく、仕方がなく2回打ったけど、「こんなのいらないな」と思ったようです。でも、ワクチンに疑問を抱くと「陰謀論」と言われることはよくありましたよね。

中川　あまりにもSNSの人は陰謀論という言葉を簡単に使いすぎていましたよ。疑問を呈しているだけなのに、「それは陰謀論だ！」ってなっちゃう。陰謀論だと言ったら異論を全部封殺できる風潮がある。陰謀論を述べているとされる人間が全員頭が狂っているという印象を与えちゃうけどね。「**ワクチンに5Gが入っている**※※」とか「磁石にくっ付く」とか言う人はたぶんおかしい人だと思います。

でも、「こんなに短期間で作られた薬が安心なの？」「副反応、と言うけど、コレってこのワクチンを打ったから発生した高熱で『熱が出る』という主作用じゃないの？」と疑問を言っただけで、陰謀論にされちゃうわけです。

※　ビートきよし氏はワクチンの未接種を公表している。

※※　5Gの電波がコロナウイルスを拡散させているなどの陰謀論もあり、世界各国で基地局が襲撃される事件が発生している。

倉田　そう。陰謀論ということで一括りにされて、何人かに色々と批判をされましたよ。能町みね子氏とかにも批判されたし。

中川　オレたちは「常識的に考えてこのウイルスそんなに怖くないでしょう？」というところから始まっている。でも、皆がコロナを怖がらなくちゃいけないという社会の空気があったわけです。そこにほぼ全員が乗った全体主義がコロナ騒動の正体だったと思う。そして、「コロナを怖くないと言う倉田真由美と中川淳一郎、お前たちは非国民だ！」という話ですよ。

元々オレも倉田さんも愛国者的な人間ではないわけです。いわゆる「保守」じゃないから。でも「非国民」ってほどこの国を憎んではいなかったし、左翼ほど批判をしていない。しかし、コロナ騒動開始後、突然、オレたちは非国民扱いされちゃってさ。まだ非国民というレッテルを返せていないよね。

倉田　そんなに早くは無理だよね。この話はしているけど、コロナ対策を推進した人たちが上に居座っているでしょう。その限り「あれは失敗だったな」と思っている下の人間は何も言えない。そいつらが死ぬなり引退するなりしないと、本当の意味での検証はできないからね。責任者がまだ上で実権を握っているから。若い人たちは気付いていても彼らに逆らえないんだよね。

中川　25年後ぐらいでしょうね。今回の件が間違いだらけだったたって明らかになるのは。

倉田　**水俣病**※だってなんだって時間がかかっているからね……。

中川　阿賀野川の**第二水俣病**※※もそうだしな。**四日市ぜんそく**※※※も。

※　有機水銀病とも言われる。熊本県水俣湾周辺の化学工場から排出されたメチル水銀化合物に汚染された海産物を日常的に食べ続けた地元住民

倉田　**サリドマイド**※※※※だって。あんなにわかりやすい障害が出たのにすごい時間がかかっている。結局1回始めてしまったものは、そいつらが責任を取りたくないから、そして下の者はそいつらに何も言えないから、問題が長引いちゃうよね。

損得で生きることもできたけど……「自分の意外な一面を知れて嬉しかった」

中川　オレが面白かったのは、倉田さんは元々自分自身とその周囲の人を描く人だと思っていたんですよ。でもコロナでは倉田さんは社会を見ていたんだなと思ったわけです。

倉田　社会も自分自身ですからね。

中川　でも、倉田さんだってテレビのコメンテーターをやっているような人です。社会全体の風潮を読んでコロナ脳側になびいても良かったんじゃないですか。そうすれば仕事は切られなかったし、猛烈な罵詈雑言も来なかったわけです。個人のことを考える人であれば、そのような損得判断をし、「これぞ合理的判断」とすることだってできたのではないでしょうか。それなりに社会的地位だってあるわけですし。

倉田　そうだよね。でも、できなかったよね。自分の小さな幸せを守ることより、こういう恐

を中心に発症した。

※※　新潟県阿賀野川下流域で患者が発生した公害病。熊本の水俣病と同様の症状が出たため、この名前が付けられた。

※※※　三重県四日市市の石油化学コンビナートから排出された大気汚染物質が原因の公害病。

※※※※　1950年代末から60年代初めに日本を含む世界十数国で発売された鎮静・催眠剤。妊娠しているときに服用した女性から、奇形の新生児が次々に生まれたために一時発売中止となった。現在は抗悪性腫瘍薬や免疫調整薬としてふたたび使用されている。

ろしい社会になっていることに警鐘を鳴らす方が、自分としては生きやすかったよね。そっちの方が私の人生として。そういう意味では中川さんは違うかもしれないけど、意外な自分に出会えましたよね。

中川　オレもそう思いました。倉田さんの意外な一面を見たと思っていたけど、実はそこが倉田さんの本質だったんですよ。

倉田　自分もあまり知らなかったよ。割と長いものに巻かれやすいタイプだと思っていたからさ……。意外とそうでもない自分を知れて嬉しかった。死ぬ前にそういう自分に出会えたことは良かったよね。

中川　すごく印象に残っているのは、２０２２年の8月に医療従事者に対してポストしたじゃない？

倉田　炎上した時ね。

中川　大炎上したでしょ？　オレは速攻でブラックマヨネーズの吉田敬さんと倉田さんを擁護する記事を現代ビジネスに書いた。覚えています？

倉田　中川さんの記事はわからない。でも、自分が炎上したことはわかるよ。だって、その炎上がきっかけで仕事がなくなっているから。

中川　「医療従事者が忙しいとか色々言っているけど、ボランティアをやっているわけじゃないからガタガタ言うな」みたいなことを書いたわけ。そしたらすごく炎上した。ブラックマヨネーズの吉田さんも**知念実希人**※氏に炎上させられた。知念氏は、とんでもない曲解をしたんですよ。吉田さんはこうポストした。

〈【システム】が悪すぎる。現状、検査機関が検査をすればする程金が貰え、客も陽性になったら金が貰えるから検査に行く。↓陽性は増える。これは、もう常識やねんけど、情報が偏ったお年寄りなどは、増えてる！死ぬ！怖い！と思うのだろう。ちょっとした発熱に怯え過ぎるお年寄りが可哀想なシステム〉

　すると知念氏はこう反論した。

〈まるで、医療従事者が自分たちの金銭欲のために陽性者を増やそうとしているかのような書き方で、懸命に頑張っている方々への差別的な発言です。なぜ、ボロボロになりながらも、人を救おうと必死になっている方々が、こんな謂われない差別を受けないといけないのか理解できません。酷すぎます。〉

　吉田さんはあくまでも「システム」の問題に言及しているわけで、医療従事者を非難しているわけではないとその後説明。さらに、自身の母と弟も医療従事者であることを説明し、知念氏については「ヒーロー気取りたくてエグい曲解をしたのだろうが、俺の家族への思いを踏みにじられ、僕は泣いてる」と書いた。

倉田　知念さんの曲解が激しすぎるね。

中川　そう。彼はなんらかの発言を見たら突然謎のクリエイティビティを発揮して、元発言とは関係のない投稿をする。それに同調した信者が一斉に攻撃を仕掛けてくるんです。知念氏が一旦そのクリエイティビティを発揮すると信者の攻撃は止まらない。

※小説家兼医師。2021年6月には弁護士の青山雅幸氏のワクチン接種に関するXの投稿を「デマだ」と中傷。青山氏に訴えられて、東京地裁から110万円の賠償と削除命令が下された。

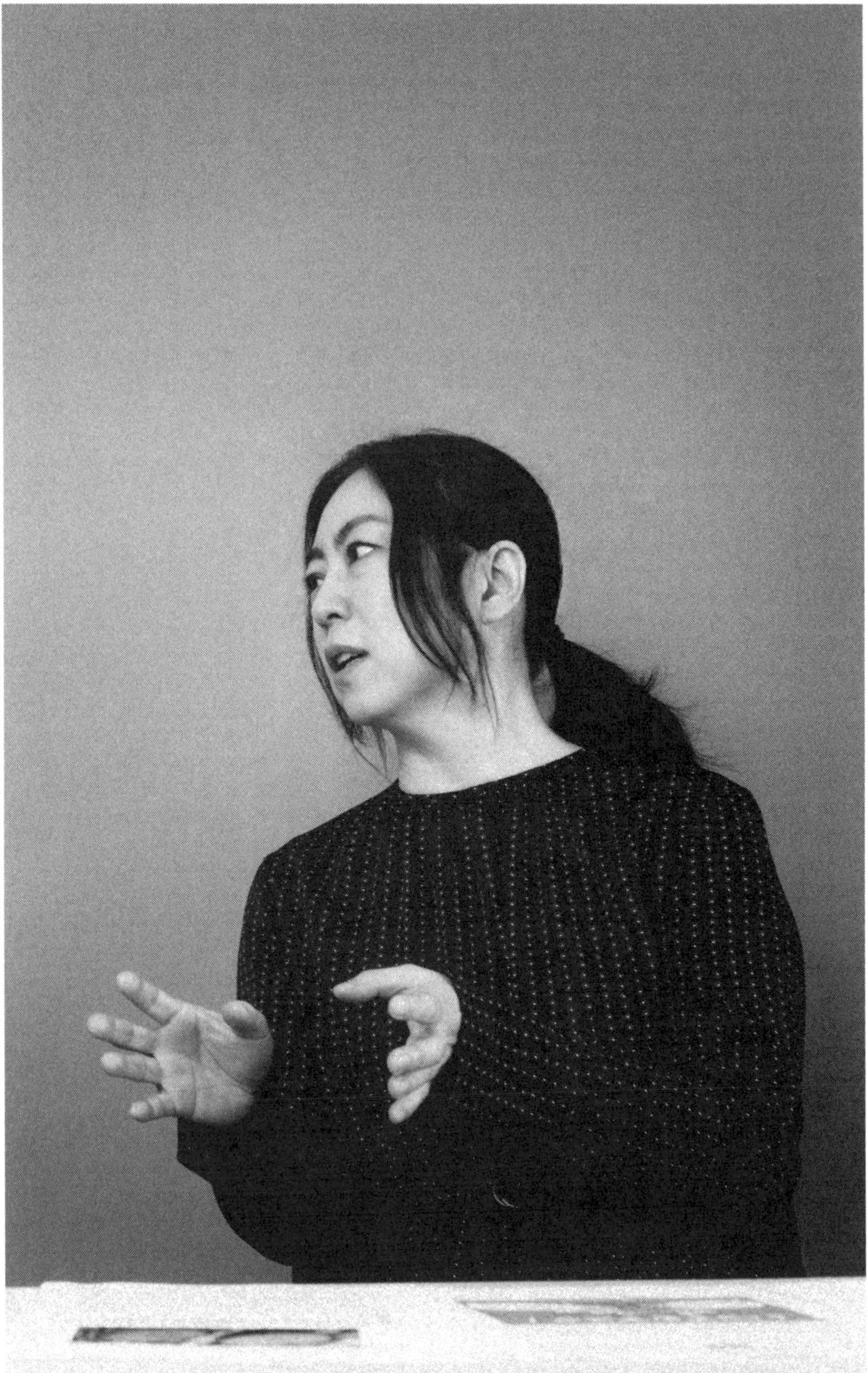

倉田　あの時、本当にすごかったよね。大衆が一方向に向かって走るところまでひとりの人間を悪者にできるんだ、と思ったよ。

中川　だからこそ、倉田さんと吉田さんが炎上している時、知念氏のあの曲解クリエイティビティであることをわかっていたからオレは「ふざけんじゃねえよ。クソがっ」と言って、倉田さんと吉田さんを擁護する記事を書いた。あの時にオレはやっぱり倉田さんの強さを見ました。

倉田　まあ仕事を失ったけどね。でもやっぱり、私はブルーインパルスを飛ばしている頃から「いや、おかしいだろ」って思ったからね。私は差別が大嫌いなの。選民意識が。上も嫌いだし、下も嫌いなの。上を見上げるのも嫌いだし、下を見下ろすのも嫌いだし。だからやっぱりその辺だよね。医療従事者とか。あと社会インフラとかに関わっている仕事……。

中川　エッセンシャルワーカー？

倉田　そう。エッセンシャルな仕事とエッセンシャルではない仕事みたいなクソ差別が大嫌い。そういうようなことをしたがる人が結構多くて、見下ろすのはダメってわかっていても、見上げることが好きな人が多いのよ。でも見上げるということは、下も作るということなんだよ。そういうことをわかっていない人が多くて。「でも尊いお仕事というのはあると思う」みたいなバカなことを言う人もいるけど、「尊い仕事があるということは尊くない仕事もあるということだぞ」ということも同時に意味します。その辺の差別意識を無意識に内面化している人が本当に許せなくて。

中川　たとえば、風俗従事者の人たちは補償がもらえませんでしたよね。

倉田　そういうこと。おかしいね。頭おかしいでしょ？　風俗だからダメとか本当に意味がわからないし、そういう職業差別が大嫌いです。そういう選民意識を持つヤツに「じゃあ木彫り職人は？」」「伝統芸能はどうですか？　エッセンシャルではないんですか？」」とかひとつひとつ問い詰めてやりたい。本当に腹が立つ。そういうことを当たり前にしている人たちが世の中に多すぎて、ブルーインパルスを飛ばした時、「医療従事者さんありがとう！」って狂っているのかなって話だからね。

中川　日本人って海外に影響されるんです。コロナ騒動初期にイタリアの映像があったんですよね。病院の近くのマンションで、17時になると皆でベランダに出て、カンカンカンとバケツを叩いたり、**拍手**※をしたり医療従事者の方に感謝をする映像が出たわけ。それを見て、日本ではブルーインパルスが飛んだわけ。

倉田　税金をいくら使ったか知らないけどね。

中川　イタリアの人たちは「本当にありがとう！」と思ってやったんだろうけど、日本は無理やりその空気を作っちゃった。「なんかコレ、すごくオシャレじゃん！　オレたちもやろうよ！」みたいな発想でしょう。でも、本当にダセエなと思いましたね。元々自然発生的に「ブラボー」とかやる白人だからイタリアのあの行動は共感を呼んだのですが、日本は役所主導で「似たようなことやろうか」みたいな話だから興醒めする。

倉田　「医療従事者に感謝」と医療従事者が休みがないことへの文句を言うことに対する違和感についてですが、基本的に仕事で対価をもらっている以上、それは当たり前なんですよ。命を懸ける仕事が偉いんであれば、福島の除染作業をやってくれている人にまず土下座してこいという話だしね。

中川　そこよ。人は勝手に職業の貴賤を作ってしまう。倉田さんも「漫画家ごときが」って言われちゃうわけでしょ？

倉田　言われる。

中川　「漫画家ごときが人の命を軽視する発言をしやがった」というのを見て、「なんだ、これ？」って。何が漫画ごときだと思いました。

倉田　そういう感じだよね。序列を作るわけですよね。お医者様が一番上という感じになっているから。漫画家は一番いらない仕事のひとつだよね。

中川　オレも「ライター風情が！」って言われるからね。「市役所職員になれば良いの？」という話ですよ。

倉田　そういう上を作ったり下を作ったりはダメなんですよ。

中川　たぶん今回の本の重要テーマは、今倉田さんが言った「上と下を作ってはいけない」だとオレは思います。それで今回、高齢者の1年を守るために、これから生まれて来る子どもたちを減らしちゃったということが、オレはすごく大事なことだと思っています。なんで2022年は72万人しか生まれなかったの？　そして2024年は日本総研の試算だと約69万人となっています。オレが生まれた1973年には209万人生まれたんですよ。その時の日本と比べて国力が減ったし、皆が貧乏になっちゃったことだと思うんですよ。209万が、わ

※イギリス・ロンドンでも「拍手運動」という同様の現象が起こり、当時のジョンソン首相や歌手のビクトリア・ベッカムも参加した。

ずか50年で72万人だよ。3分の1だ。

倉田　私たちが子どもの頃って、このまま行ったら日本は人口爆発しちゃうって言われていたんですよね。とんでもなく真逆の方向に行った。

中川　あのまま行けば、1億8000万ぐらい人口が行っていたと思います。それはさすがに多すぎですが。

倉田　とはいえ、こんなネガティブな国民性ですからね。増加の一途をたどることは、そもそも無理な国民性ですから。

中川　まぁ、オレたちはこれから日本の衰退を目の当たりにするでしょうから、そこを漫画なり、文章で記していきましょう。

倉田　2020年に開始した日本人の臆病さを表すコロナ騒動がもたらしたこの騒動、疑問を抱いて糾弾された人間として、キチンと今後の日本をお互い記録していきましょう。

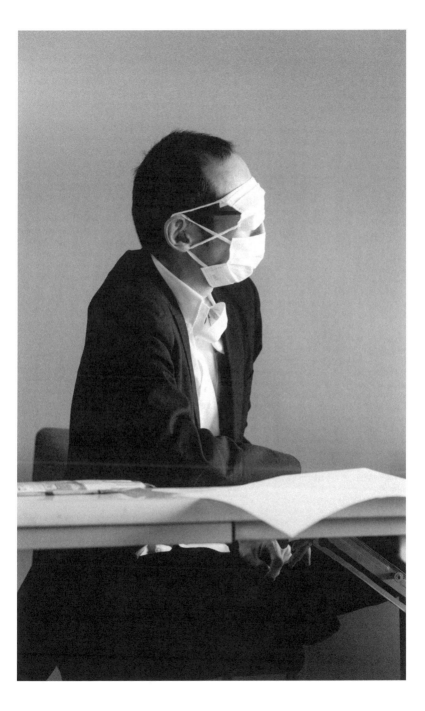

おわりに

本稿を書いているのは２０２４年９月22日。コロナ騒動が開始して約４年９か月の日である。この日の風景と空気感を書き記し、本書を締めたい。基本的にコロナは「終わった」という感覚になっている。とくに都会では、だ。そして地方でもなんとなく終わっている。それは、大多数の若者はマスクを外し、商業施設の入り口のアルコール消毒瓶と検温機も撤去されているから。無料ＰＣＲ検査場の客引きもいないし、駅のデジタルサイネージでは尾身茂氏が対策を呼びかけるＣＭも流れていない。

レジのビラビラビニールカーテンはある店とない店がある。施設や役所入口の「いらすとや」のイラストとともに「マスクを着用ください」のポスターも撤去されている。世の中はコロナ以前にほぼ戻ったといえよう。

ただ、ファイザーは新たなＣＭを開始した。10月からの65歳以上の定期接種開始を受けたもので、母親の実家に行った孫が「おばあちゃん、なんで注射したの？」と祖母に聞く。祖母は65歳以上の定期接種が開始したことの対策として「ワクチンも選択肢に入れませんか？」と表記されたスマホの画面を見せる。その後笑顔でこの一家がはしゃぐ姿が描かれる。このＣＭのタイトルは「こんな日々が続いてほしいから」である。ファイザーも政府もコロナをやめる気はなさそうである。勝手にやってろ。そしてもうすぐ

「第12波です！」と騒ぎ始めるのだろう。守銭奴と、学ばないバカが強力なタッグを組むと、ここまで長くバカ騒動を続けられるということがよーくわかった。

何が「こんな日々が続いてほしいから」だ。お前たちが儲けられる日々が続いてほしいんだろ。こんなもんは風邪のウイルスにビビりすぎず、ワクチンを打たず、マスクもしなければ2020年からずっとあった日々なのである。ワクチンを打つことにより、こうして実家で笑顔ではしゃげる生活を得られる、と言いたいのだが、1発も打っていない私など、ずっとはしゃぎ続けておるわ。

私は唐津では珍しい「労働世代のくせに真昼間から街中をフラフラと歩ける男」である。昼間、外に出るとそこにいるのは大多数が高齢者だ。高齢者は相変わらず7割ほどがマスクを着けている。灼熱の夏が2020年から5回続いても彼らは頑なにマスクを着け続けた。まぁ、死ぬまで着け続けるのだろう。

毎年「日本の異常な暑さがあるから人々はマスクを外し、半数以上が外したら『えっ？いいの？』とばかりになし崩しに外すのでは」といった期待を夏はしていたのだが、我が誇らしき日本民族は国民的我慢大会で負けることなくマスクを着用し続けた。高齢者と小中学生女子を除き、多くの人々が外したのは2023年夏のことだった。彼らは我慢大会に負けたのだ。

ワクチンについても10月に定期接種が開始するがおそらく大多数は打たないだろう。最多の人は9回目となる。それでも打つ人はとにかくコロナが怖くて仕方がない人だ。

「なんでヘビなんかが怖いの?」とオレは言われるが、知るか。オレはヘビが怖いんだよ。お前はゴキブリが怖いと言うだろう?　互いに怖いものはあるんだ。

これと同じことなのだ。結局コロナについては「怖い」という感覚をいつまで持つかが勝負だったのだ。「怖い」と感じる人が多ければ多いほど、バカに合わせる日本という国は感染対策を続ける。イノベーションが起きないのは学校でバカに合わせる教育をするからである。とにかく「皆がついていける社会」をこの国は目指そうとしている。だから、経済成長しないのである。ドッカーンと先頭を走るイノベーターがいたとしても、「おいおい、みんなくっついてこられないのでお前、スピード落とせ」という話になる。

それは小池百合子東京都知事がコロナでスローガンに掲げた「防ごう重症化　守ろう高齢者」という言葉に端的に表れている。コロナでは「おじいちゃんおばあちゃんを守るために帰省するのはやめようね」「おじいちゃん、おばあちゃんを守るために面会はやめようね」となった。そして「集団生活をしている」ということで子どもたちがコロナの発生源であるとされた。いや、会社だってそうだろうよ。満員電車に乗る都会人だってそうだろうよ……。もっと言うと、風俗店なんて濃厚接触の極みだろうが。

なんとなくこのバカな国は「雰囲気」で悪者が決まっていくのである。休日は人が集中する、学校は人が集まる、お盆は人が大移動する、ライブハウスは密閉されて人が密着している。パチンコ屋も人が集まる。だから悪である！——そんな「空気」と「思い込み」で悪者認定し、こうした施設に対しては「営業するな！」と集団ヒステリーになっていったのだ。

専門家に対して私が決定的に「こいつらは怪しい」と思ったのは2020年7月のことだ。「お盆は人が都会から帰省するからおじいさんおばあさんにコロナをうつしてしまう。今年は特別な夏。今年だけは我慢しましょう」と言った。都会からの帰省者が差別されることもあり、2020年の夏休み、帰省する人は少なかった。じゃあ、都会からの移動が減る9月になればそこまでの自粛はしないでいいのですね、と思ったらまたずっこけた。

「新学期が始まると学校に人が集まりコロナ感染のリスクが高まる」

言ってることが真逆なのだ。とにかくコロナが流行る理屈を毎月作り出そうとしたのである。

結局コロナなんてものはその後47都道府県で流行したわけだ。「都会者が悪い」というのもただのイメージだったのだ。毎回の「波」では、沖縄から開始し、桜前線のように北に向かっていく。東北でピークを迎える頃には沖縄・九州ではピークアウトしている。そもそも「感染するのは悪いこと」という概念がおかしい。風邪を引いただけで犯罪者扱いする社会って一体なんなんだよ。

そして、この「休日は人の動きが多い」というのはあくまでも印象論である。以下、私がプレジデントオンラインに2024年8月22日に寄稿した原稿の引用である。

〈2015年、国土交通省が発表した「都市における人の動きとその変化」という調査結果を見ると、実際は真逆なのである。調査対象日に外出した人の割合を示す「外出率」は、平日は80・9%で、休日は59・9%だった。要するに人々は、休日はあまり出歩かず、家でくつろいでいるのだ。

加えて、1人が1日に移動する回数は、平日が2・17回、休日は1・68回だった。明らかに休日のほうが、人々は移動しない。休日になると人が出歩く、というのはあくまでもイメージなのである。テレビのニュースで高速道路の大渋滞やらテーマパークの大混雑、隅田川花火大会や京都の祇園祭などに多くの人々が集まっている様子が伝えられるので、「なんか、人が大勢いるからヤバそう」という雰囲気を抱いているだけなのだ。それを言ったら、平日の首都圏や関西圏の満員電車であるとか、ホームの押し合いへし合いは一体どうなるのだ。こちらのほうがよほど混んでいる。〉

このようにデータを出せばコロナ騒動に対する対策がいずれも無駄かつ非科学的な宗教的なものだったことがわかるだろう。ワクチンの効果についても、非接種者と回数別接種者の陽性者率・発症率・重症化率・死亡率を厚労省がまとめればいいだけなのに一切しない。非接種者が、厚労省や専門家が期待するほど感染していないし重症化していないし、死んでいないからだろう。

おそらく安倍晋三総理(当時)はどこかでコロナの5類化を探っていたと思う。その後、辞任をしたうえで国民が「ワクチンをくだせぇだ〜」と大騒ぎし、メディアは「他の国はワクチンを国民に届けられているのに日本は遅い！　政府は何をやっているのだ！」

と政府批判の道具に使用。

菅義偉総理（当時）は逆切れしたかのように「1日100万回」を河野太郎ワクチン担当相（当時）とともに達成した。これでワクチン神話は完結したのだ。安倍氏が辞任しなければな……とこの時は思った。そして、ワクチンを8割の国民が打っても「それでもマスク」の時代が2021年秋に到来。

2024年秋になってもズルズルとコロナ騒動は続いている。正直、日本がここまでバカな国だとは思っていなかった。将来の期待もできないので、米ドル建ての金融商品に先日5000万円ブチ込んでおいた。

コロナ騒動とは、それまで日本のことをそれなりに好きだった人を絶望させるような騒動だったのだ。このままではもう「失われた60年」待ったなしである。その日が来る時、オレはたぶん死んでいるだろう。それでいい。ただ、今回良かったのは倉田さんと考えが合うことが改めてわかったことだ。今回の本について倉田さん、伊勢編集者、早川編集者、及川ライター、そして、この4年以上迫害された皆さま、ありがとうございました。

中川淳一郎

附録 コロナ騒動が生んだ珍用語・珍設定

コロナ用語集

【濃厚接触者】 マスクをしていれば認定されないというマスク信仰を煽ったナイスな言葉。一応定義としては「マスクを外して15分以上近くにいた」である。

【アップグレード濃厚接触者】 オミクロン株陽性者のあまりの少なさに困ったメディアがしきりと報じ始めた「人数」。当初のヤバい数字である「死者」から「重症者」→「陽性者」と来たが、「陽性者煽り」ができなくなったため「濃厚接触者の数」で煽り始めた。なお、定義については上記オリジナル濃厚接触者とは異なり、「同じ飛行機に乗った人」「サッカー競技場にいた周囲の80人」も加わるほか、「三重県では累計濃厚接触者が……」という「累計」まで駆使されるようになった。なお、アップグレード濃厚接触者は「マスクをしていても該当する」というすさまじき設定変更である。

【クラスター】 集団発生の場所。発生させると差別に遭う。そのためとにもかくにも「感染対策していたのに……」を施設・店・学校等は徹底してアピール。

【無症状の感染者】 他人にうつすほどのウイルス量はないだろうが、この概念があるため「全員マスク」「思いやりワクチン」の概念が定着。

【うつらない・うつさない】 コロナ陽性を決定的に「悪」にしたスローガン。

【水際対策】「やってる感」の演出。

【飛沫感染】マスク様が防いでくれるものでマスク信仰を深めてくださった。

【接触感染】アルコール除菌が防いでくれるものでアルコール様への信仰を深めてくださった。

【エアロゾル感染】要するに空気感染。マスクとアルコールでは防げないのに逆に「もっとマスクを着けなくては！」ということになった。

【陰圧室】これがなくてはコロナの治療ができない！　という初期設定。

【パンデミック】日本については、人がバタバタ死なない「日常」。

【専門家】目立ちたがりのその場しのぎ発言ばかりする小銭稼ぎが好きな人々。手のひら返しが得意技。

【医クラ】上記「専門家」の小物版。Xで信者を獲得し、その信者に反対意見を述べる者を攻撃させる「プチ教祖」。

【PCR検査】これをやっておけばコロナが終わる、という夢を持たせてくれた魔法の検査。

【ドライブインPCR検査】玉川徹氏が羨む世界に誇る「K防疫」。

【3密】小池百合子知事に流行語大賞を取らせた彼女の自己顕示欲を満たす言葉。

【密です！】「3密」の知名度を高めた小池知事の名言。

【ロックダウン】罰則付き外出禁止令（※ただし日本人は「ステイホーム」だと思ってる）。

【ステイホーム】引きこもり正当化とインフォデミックに騙された人。

【おうち時間】大人を子ども扱いするダサい言葉。デブ増加装置。

【おうちごはん】自炊。

【巣ごもり需要】陰キャの天国。
【テイクアウト】つまらないメシの買い方。
【うちで歌おう／踊ろう】謎の連帯感をもたらした珍現象、芸能人による偽善連発。
【防ごう重症化、守ろう高齢者】シルバー民主主義を見事に表す言葉。
【顎マスク】臼杵市議会から追い出される・存在を認められない着け方。
【鼻マスク】臼杵市議会から追い出される・存在を認められない着け方。
【アクティブジジイ・ババア】初期の頃、高齢者の感染が相次いだことから発生したネットスラング。
【県をまたいだ移動】なぜかウイルスは県境に到達すると関所があり、通過できないことがわかった画期的ノーベル賞クラスの発見。
【他県ナンバー狩り】「田舎なんて帰りたくねぇ」「移住なんてやーめた」と思わせる地方都市の最高の逆ＰＲ方法。
【休業と補償はセット】ぐうたらの主張。
【今だけ我慢】その場しのぎ。「今だけ」は3年以上続いている。もう「今だけ」ではない。
【来年は花見ができます】嘘でした。
【人流】尾身茂氏が一番好きな言葉。
【医療従事者へ感謝】職業に貴賤あり、を示す言葉。医師会の中川会長は医療は最も重要な産業、的なことを言った。
【医療逼迫】補助金よこせ。

【医療崩壊】補助金もっとよこせ。

【無観客試合】こちらはまだ理解は可能。

【無観客開催】第1回緊急事態宣言の際、テーマパークやゴルフ場に小池知事が出した謎の要請。こちらはまったく何が何だかわからない。

【ファクターX】山中伸弥教授が言い出した概念。マスク信者はマスクの装着率の高さだと思っている。一時期BCG接種率もこの候補に。

【夜の街】飲食店をいかがわしい場所と思わせ、犯罪者扱いさせる小池知事の名言。

【気の緩み】普通の状態。

【引き続きの感染対策】永遠に終わらないマスク装着とアクリル板とウザい「マスク着用を」の店内・公共交通機関のアナウンス。

【皆様の頑張り】「欲しがりません、勝つまでは」の令和版。

【マスク会食】バカ。

【見回り隊】税金の無駄。仕事してるふりの究極。

【尾身食い】バカで不潔。

【認証店】「従ってるふり」が上手な店。

【○○モデル】大阪・山梨が挙げられるが、その都道府県独自の感染症対策。

【東京アラート】大阪モデルが注目されたから小池知事が目立つために作った意味不明の言葉。

【一斉休校】基本的人権の侵害。

【アベノマスク】間抜けの象徴。ただし、マスク信仰を強化する最強の政治的戦術だった。

【トリアージ】これを言うと差別主義と言われてしまう。

【〇〇を見習え！】反政権派左翼の決めゼリフ。〇〇は外国名や外国の政治家が入る。代表的なのは、韓国、中国、ドイツ、ニューヨーク、フランス、クオモNY知事など。強権発動した〇〇が称賛される。

【PCR検査、検査、検査！】WHOのテドロス事務局長が言い始め、玉川徹・岡田晴恵両氏の強力タッグが連日のように言い続け「PCR真理教」誕生。

【勝負の2週間】いつもの2週間。医師会が「コロナにかかるな！　他の病気で来い！」と言うための方便。

【真剣勝負の3週間】上記要求をさらに強めた言い方。

【今が耐え時】永遠に終わらない耐え時。

【オーバーシュート】メディア・政治家の頭の中で発生しているだけのヤバい状態。とにかくヤバい、ということを横文字で言い、その怖さを3・7倍（当社比）にした尾身茂氏の好む言葉。「オーバーヘッドキックでシュートすること」とは全く関係ない。

【コロナが終わったら／コロナが落ち着いたら／コロナが収束したら】「行けたら行く」の亜種。

【大切な誰か】どこかの知らない高齢者。

【思いやりワクチン】強制ワクチン。

【補助金】#ねえねえ尾身さん　教えてください！

【幽霊病床】#ねえねえ尾身さん　教えてください！

【#ねえねえ尾身さん】調子に乗ったインスタグラマー高齢者。

【マスク警察】マスクしていない人間を極度に怖がるカウンセラー受診を勧める人々。

【今はこういう時代ですから／今は仕方ないですね】無能。

【〇〇2回済み】早く3回やれ。

【ブースター接種】3発以上お注射。

【ブレイクスルー感染】無駄打ちワクチン接種。

【因果関係不明】調べる気ねーよ。

【正しく恐れる】メディア・専門家の煽り通りに恐れ、本当に正しく恐れる人のことを罵倒する。

【ハンマー&ダンス】要するに「飴と鞭」のようなものなのだが、横文字大好き小池さんの手にかかるとこうした表現になる。

【アクセルとブレーキは同時に踏めない】アクセルが「自粛解除」でブレーキが「自粛」。結局「ウィズコロナ」は無理だ、という玉川徹氏的概念。

【リバウンド】陽性者数が減少している時に専門家が発する懸念の呪文。ダイエットか！　デニス・ロッドマンが泣いてるぞ。

【下げ止まり】陽性者数がガンガン減っている中、たとえば東京で1日あたり「5人」だったのが「10人」になった時にアナウンサーや専門家が言う「もっとコロナよ、頑張ってくれ！」の叱咤激励の言葉。

コロナ謎設定

【悪者が続々登場】屋形船→タクシー→ライブハウス→クルーズ船→遊び呆ける高齢者→ジム→パチンコ屋→K-1→マスクしない人々→対面授業→卒業式→遊ぶ若者→都会人→石田純一→外国人→夜の街→酒→会食→夜の営業→バッハ会長→路上飲みをする人々→子ども。いわば「人流」「若者」「酒」「会食」が悪い、ということになったが結局、「第5波」の急激な収束ですべて誤りだとわかったにもかかわらず専門家は撤回せず。

【アビガンは特効薬】岡田晴恵氏が「早くアビガンを承認してください!」と涙目で訴え。石田純一氏も「アビガンが効いた」と証言。右翼も街宣で安倍晋三邸前で「アビガンを出せ!」と街宣。

【夜8時を過ぎるとウイルスが活発化する】

【コロナウイルスは県境を把握できる】

【東京五輪をやると人がバタバタ死ぬ】

【だんじりでも人がバタバタ死ぬ】

【音楽フェスでも人がバタバタ死ぬ】

【都会モノは全員コロナ陽性者】

【東京五輪が開催されると、これまでにないハイブリッド型の最悪の株が爆誕!】

【ワクチンを打つと元気ハツラツ! 感染しなくなる】嘘でした。

【ワクチンは100%安全。打たない理由がない】嘘でした。

【酒を飲むと気が大きくなり大声でしゃべり飛沫を飛ばしまくる】

【陽性者が増加すると「マスクをしていない少数の不届き者のせい」】

【陽性者が激減すると「マスクを着用した大多数の立派な方々の頑張りが実を結んだ」】

【とにかく「2週間」】専門家が「2週間経てば感染したかどうかがわかる」などと言い出したため、ありとあらゆる場所で登場するようになった。隔離期間→新株登場からの2週間で危険性がわかる→大規模イベント（だんじり、音楽フェス、東京五輪他）からの2週間で陽性者激増。

【風俗店への規制はなし】よくわからない。濃厚接触の極み。

【セックス・キスへの規制はなし】これもよくわからない。ただ、マスクの上からキスする人はいるらしい。

【ラブホテルの営業規制もなし】これもよくわからない。ただし、利用者は部屋に入るまでは2人してマスクしている。

【AV撮影への規制もなし】「事前にPCR検査をしてるからOK！」と反論されるが、上記3つはしていないため、まったく説得力がない。

【「コロナのせいで」と言えば、なんでも許される】休業、宿題忘れる、太る、仕事の成果が出ない、給料が上がらない。

【ワクチン2発を70％が終了、早く終わらせようぜ！】終わりませんでした。3発目、4発目推奨されています。2024年秋は9発目です。

【ワクチンはつべこべ言わず打て】3発目、嫌がる方が多数出ました。

【自分が繁華街に出ていても「思った以上に人が多いですね」とテレビのインタビューに答えると許される】

【世界陸上、他国の選手は陽性にならないのに、日本選手ばかり陽性になり出場辞退】

【プロ野球、開幕当時は「1か月に1回のPCR検査」だったが、陽性者激増でやめるかと思いきや「2週間に1回」「毎週」に変更】

【ヤクルトスワローズ2022年7月中旬に27人陽性。阪神戦2試合延期】

【高校野球甲子園大会、陽性者が出たチームは不戦敗】

【甲子園の土の持ち帰りは禁止】

【ファイザーワクチンの有効期限が次々と変わる】2021年9月「6か月→9か月」、2022年4月「9か月→12か月」、2022年8月「12か月→15か月」、2023年1月「15か月→18か月」、2023年6月「18か月→24か月」。

マスク謎設定

【知事・閣僚・総理はしゃべる時に外す】

【ただし素顔総理がしゃべる場では閣僚は装着】

【首相や知事、閣僚が海外に行き会談をすると外してOK、ただし日本に戻ったら即装着】

【会見が始まると政治家や社長等は「やれやれ」とばかりにマスクを外し始める】

【テレビの収録現場ではマスク不要】

【テレビで芸能人・ゲストは不要で一般人は装着】

【番組途中、スタジオに入ってくる出演者はマスクをしているが、席に着くと外し始める】「裏ではちゃんと着けて感染対策しているんですよ！　スタジオの中は換気がいいし、アクリル板もありますから！」というアピール（たとえば「サンデーモーニング」の「御意見番スポーツ」の出演者、上原浩治・唐橋ユミ・ゲスト）。

【ロケの時、リポーターや芸能人はマウスガードでOK】

【ドラマでもマスク不要】

【2022年7月・米で行われた世界陸上、なぜか日本人選手の関係者・家族のみ客席でマスク】

【プロ野球・高校野球ではスタメンの選手はノーマスク可、他の選手・監督・コーチは着用】

【プロ野球・Jリーグのヒーローインタビューはマスクを外すのに、五輪選手は競技後、息が上がった状態でマスクを装着させられる】

【イベント登壇者・講演者はマスク外してOK】

【卒業式等の集合写真では、「※撮影時だけマスクを外しています」の注意書き】

【集合写真では、最前列の人間のみマスク】

【集合写真では、主役たる子どもたちや卒業生以外のスタッフはマスク】

【集合写真を撮影する時のみマスクを外したせいで感染する】「マスクを外して濃厚接触15分」の条件を満たしていないにもかかわらず。

【スタバのカップやペットボトルを持っていれば顎マスクはOK】

【新幹線で弁当を食べている時はマスクを外してOK】

【入店&便所&会計時装着】

【飲食店店員は装着し客は外し楽しく会話】

【営業時間外の店員同士の素顔はOK】

【宅配業者や社名入り車両の運転手は1人でも装着】

【銭湯・温泉では、パンツを脱ぐまではマスク。最後に外すのがマスク】

【風呂・サウナの中ではマスク不要】時々している人もいるが。

【脱衣所では、体を拭いたらマスク。その後は館内でずっとマスク】

「マスク美人」なる謎言葉の爆誕】

【腕にマスクをぶら下げておくファッションが流行る】

【マスクを着けている男は魅力的でモテるというイギリスの研究登場】

【海外に行くと日本人であっても外してOK。ただし、日本に戻ったら装着】

【小学生以下の子どもは不要→後に鳥取の平井知事から2歳児以上の装着が推奨された】

【マスクは感染対策の一つのなので、状況に応じてするものです。共に3回目の接種を終えて、日頃の感染対策も信頼できる人と2人でいる場合はその必要性は薄いです。】医師の上松正和氏、2022年4月26日のツイート。

【ワクチンを3回接種し、日頃の感染対策が信頼できる人と「2人で」いたら不要】上記植松氏参照。

【マスク警察は2重にすればいいのにそれをせず素顔の者に「マスクしろ!」とキレる】

コロナで誕生した奇習

【エレベーターのボタンは第二関節で押す】その派生形は「綿棒」が設置されてるケースも。

【ハンドドライヤー使用禁止】その結果、手を洗わない人増加。

【左翼が私権制限強化に賛成し、改憲に賛成】憲法違反であるロックダウンを含む私権制限ができるようにすべきだと要求。

【星野リゾートの「提灯会食」】透明の提灯に各人が入って会食する謎プラン。けっこう高い。声聞こえないいんじゃね？

【テレビ出演者間にアクリル板】その上下開きまくりだし、空気感染でしたよね……。

【施設に入る時、蝿のようにアルコール消毒を手につけスリスリ】

【噴射しているかどうかはわからないもののスリスリ仕草だけしておけばいい】

【スーパーのカートやカゴをアルコール除菌シートで拭く人登場】

【スーパーで一度手に取ったら戻してはいけない】

【「ワクチン打ちました？」が時候の挨拶に】

【「黙食」「黙浴」の誕生】

【高速バスでの酒禁止、ただしペットボトルのソフトドリンクはＯＫ】

【緊急事態宣言中、「まん防」中の酒提供禁止】

【キャバクラでキャバ嬢がマスク＋フェイスガード】

【検温で33・4℃で「はい、大丈夫でーす！」】とにかく37・5℃以上でなければどうでもいい。検温計の性能もどうでもいい。この儀式をやることが重要。

メディア・専門家煽り集

【煽りの基本的流れ】感染すると死にます→今日の陽性者は○人！過去最高→高齢者は重症化します→後遺症が出ます→50代でも重症化します→○曜日としては最大の陽性者数です→デルタ株は子ども・若者もかかります→オミ株は未知の恐怖→オミ株陽性者国内初発見→（あれ、死なない）→濃厚接触者は○人です。「気の緩み」を発生させる安心できる材料が出てきたら、あの手この手で恐怖を煽り、この騒動を永遠に終わらせまい！と頑張る。

【今の〇〇は2週間後の東京】海外のヤバい様子を見て、「今の○○は2週間後の東京」と言う。よく使われたのはNY、ミラノ、イタリア、イギリス、インド。岡田晴恵氏やイギリス在住のめいろま氏らの画期的煽り文句。

【海外の都合良すぎる有効活用】陽性者が減ったら「海外では増え始めました。気を引き締めてください」で、陽性者が増えたら「韓国のようにドライブスルーで検査を！」「EU各国やNYのようにロックダウンを！」となる。基本的には「反政権運動」のため、何があろうとも日本の対応は批判。

【ランニングをする時もマスクを】山中教授による珍提言。ノーベル賞の権威の前に、マスクを着けて走る文化が定着。

【人を見たらコロナと思え】岡田晴恵氏の名言。

【目を覆うような事態になる】東大・児玉龍彦名誉教授の国会の名言。

【何もしなかったら42万人死ぬ】西浦博氏のメジャーデビュー日&コロナパニック本格的開始のヨーイドン、そして同氏の出世に繋がる名言。後に掛谷英紀筑波大准教授に否定された。

【変異株】一度陽性者が減った後の期待の存在。

【2重変異種】イギリス株とインド株の合体したベトナム株は「ラスボス」扱い。

【「あーっ、マスクをしていない人がいます！」】メディアによるマスク警察。

【マスクはパンツ】北村義浩氏の名言。

【マスクはワクチン】北村氏の名言。

【マスクをピタッと着けたから（第5波は）収束した】北村氏の名言。

【煽りすぎて煽りすぎということはない】玉川徹氏の名言。増えたら「だから言っただろ！」と言え、減ったら「我々の警告に皆が気を引き締めたためだ」と言えばいいマジックワード。

【3回接種済みのオミクロン株陽性者が出たら「3回接種してでもこれだから、打ってなかったらひとたまりもない恐ろしいウイルスだと認識すべき」】北村氏の「モーニングショー」での発言をXユーザー「マンポジ氏」が記録。

【オミクロン株陽性者が軽症の傾向だという事実については「まだわからない」と3週間以上経っても言う】「ワクチンを打っているから軽症で済んでいる」となんとしてもワクチンの効果にしたがっ

ている。しかし、上記「モーニングショー」では「デンマークのオミクロン陽性者の89・8%はワクチン2回か3回接種済み」。ちなみに0回接種者は19・4%。

【オミクロン株はホテルの向かいの部屋でも感染する】

【二木芳人氏は「オミクロン株の本当の怖さは2週間経たないとわからない」と言ったが5週間後も「わからない」と言った】

【「オミクロン株はデルタ株の4倍感染力が高い。重症化しにくいと言っても、感染者の総数が増えるから結局医療崩壊する」】 2022年1月15日頃のトレンド。しかし、重症化率はそんなレベルではない低さ

【「成人式クラスター」が各地で発生】 その際、「写真撮影の時にマスクを外していたから感染」という設定になる。

【ついに「満員電車で感染」が爆誕!】 2021年1月中旬。

【ワクチン未接種でコロナにかかるとチンコが小さくなる】

コロナ脳テンプレ

【死んだ人の遺族の前でも言えますか!】

【志村けんさんが亡くなったんですよ!】

【岡江久美子さんが亡くなったんですよ!】

【お前はコロナにかかっても病院行くな！】

【マスクをせずに外に出る人間は人殺しと同じ！】

【マスクをしない人間は「近寄ってはいけない人間」というサイン】

【医療従事者の前で言えますか！】

【ワクチンを打たない理由はない】

【コロナは一生で一番キツかった。なってから言え】

【テレビでも言ってたぞ！】

【ワクチン打ったからアメリカはマスクを外せ、日本は遅れているから外せないんだ！】

【西浦先生はあくまでも「何もしなかったら42万人……」と言ったんだぞ！】

【マスクを着けていたからこのレベルで済んだんだ】

【イギリスはマスクを外したからワクチン打っても陽性者が増えたんだ】

【ワクチンを打たないのは反社会的行為】

【ワクチンを打つのは利他的行為】

【反ワクはコロナになっても病院に行くな】

【子どもたちだって我慢してるのに、我慢できない大人は情けない】

【今だけ我慢すればいいのになぜ我慢できない】

【こんなご時世ですからね……】

【コロナが落ち着いたら……】

中川淳一郎
（なかがわ・じゅんいちろう）

1973年東京都出身。1997年博報堂入社、コーポレートコミュニケーション局に配属され企業のPR業務に従事。2001年に退社し、無職を経てフリーライターになる。その後雑誌「TVブロス」のフリー編集者となり2006年からネットニュースの編集を開始して2020年に佐賀県唐津市で半隠居生活に突入。著書に『過剰反応な人たち』（新潮新書）他。

倉田真由美
（くらた・まゆみ）

1971年福岡県生まれ。一橋大学商学部卒。「ヤングマガジン」ギャグ大賞で漫画家デビュー、代表作は『だめんず・うぉ～か～』（扶桑社）。近著に『凶母（まがはは）～小金井首なし殺人事件16年目の真相』（サイゾー）、『お尻ふきます!!』（KADOKAWA）。

非国民と呼ばれても コロナ騒動の正体

発行日　2024年10月25日 初版第1刷発行

著者　中川淳一郎
倉田真由美

編集発行人　早川和樹
企画・編集　伊勢新九朗（株式会社伊勢出版）
注釈執筆・校正　及川浩平
装丁　奈良有望
写真　池田宏（帯、p10、194、199）
結束武郎（p13、26、65、80、104、114、122、144、151、158、167）
共同通信社（p107）

発行・発売　株式会社大洋図書
〒101-0065 東京都千代田区西神田3-3-9 大洋ビル
電話：03-3263-2424（代表）

印刷・製本所　中央精版印刷株式会社

ISBN 978-4-8130-7628-5 C0095